Analyse von Gensequenzen in der Prader-Willi/Angelman-Syndrom-Region

Inaugural-Dissertation

zur Erlangung des Doktorgrades
Dr. rer. nat.
des Fachbereichs
Bio- und Geowissenschaften, Landschaftsarchitektur
an der
Universität GH Essen

vorgelegt von

Claudia Färber

aus Celle

Oktober 1999

Die der Arbeit zugrundeliegenden Experimente wurden am Institut für Humangenetik der Universität GH Essen durchgeführt.

1. Gutachter: Prof. Dr. B. Horsthemke

2. Gutachter: Prof. Dr. E. Winterhager

3. Gutachter:

Vorsitzender des Prüfungsausschusses: Prof. Dr. G. Obe

Tag der mündlichen Prüfung: 08.03.2000

Claudia Färber

Analyse von Gensequenzen in der Prader-Willi/Angelman-Syndrom-Region

2., unveränderte Auflage

utzverlag

Biologie

Zugl.: Diss., 2000

Bibliografische Information der Deutschen Nationalbibliothek:
Die Deutsche Nationalbibliothek verzeichnet diese Publikation in der Deutschen Nationalbibliografie; detaillierte bibliografische Daten sind im Internet über http://dnb.d-nb.de abrufbar.

Titelabbildung: geralt | pixabay.com

2., unveränderte Auflage
frühere Ausgabe: ISBN 978-3-89675-723-4

ISBN 978-3-8316-8395-6

Printed in EU
utzverlag GmbH, München
www.utzverlag.de

Teile der vorliegenden Arbeit sind bereits in folgenden Publikationen veröffentlicht (in der Reihenfolge ihres Erscheinens):

Buiting K, Dittrich B, Groß S, Lich C, Färber C, Buchholz T, Smith E, Reis A, Bürger J, Nöthen MM, Barth-Witte U, Janssen B, Abeliovich D, Lerer I, van den Ouweland AMW, Halley DJJ, Schrander-Stumpel C, Smeets H, Meinecke P, Malcom S, Gardner A, Lalande M, Nicholls RD, Friend K, Schulze A, Matthijs G, Kokkonen H, Hilbert P, van Maldergem L, Glover G, Carbonell P, Willems P, Gillessen-Kaesbach G, Horsthemke B (1998) Sporadic imprinting defects in Prader-Willi syndrome and Angelman syndrome: Implications for imprint-switch models, genetic counseling and prenatal diagnosis. Am J Hum Genet **63:** 170-180.

Färber C, Dittrich B, Buiting K, Horsthemke B (1999) The chromosome 15 imprinting centre (IC) region has undergone multiple duplication events and contains an upstream exon of *SNRPN* that is deleted in all Angelman syndrome patients with an IC microdeletion. Hum Molec Genet **2:** 337-343.

Färber C, Groß S, Neesen J, Buiting K, Horsthemke B (2000) Identification of a testis-specific gene (*C15orf2*) in the Prader-Willi syndrome region on chromosome 15. Genomics: in Druck.

INHALTSVERZEICHNIS

ABKÜRZUNGEN UND FACHAUSDRÜCKE

A	Adenin
Ac	Acetat
AS	Angelman-Syndrom
bp	Basenpaare
BSA	*bovine serum albumin*, Rinderserumalbumin
C	Cytosin
cDNA	*copy* DNA, kopierte DNA
cen	Centromer
Ci	Curie
Contig	Klone mit überlappenden Inserts (*contiguous* = zusammenhängend)
CpG	Dinukleotid mit der Basenfolge CG in 5'-3'-Orientierung
cpm	*counts per minute*, Impulse pro Minute
crossing-over	Chromatidaustausch
DNA	Desoxyribonukleinsäure
DNase	Desoxyribonuklease
dNTP	2'-Desoxyribonukleosid-5'-triphosphat
ddNTP	2',3'-Didesoxyribonukleosid-5'-triphosphat
DTT	Dithiothreitol
EDTA	Ethylendiamintetraacetat
FISH	Fluoreszenz *in situ*-Hybridisierung
g	Erdbeschleunigung (9.81 m/s^2)
G	Guanin
h	Stunde
HEPES	2-[4-(2-Hydroxyethyl)-1-piperazino]-ethansulfonsäure
Imprinting	Prägung (elternspezifische Genexpression)
Insert	Passagierfragment eines rekombinanten Klons
kb	Kilobasenpaare
LMP-Agarose	*low melting point* Agarose, Agarose mit niedrigem Schmelzpunkt
LTR	*long terminal repeat*, terminale Sequenzwiederholung
M	mol/l
min	Minute
MOPS	3-[N-Morpholino]-propansulfonsäure
Mb	Megabasenpaare
mRNA	*messenger* RNA (Boten-RNA)
OD	optische Dichte
PCR	*polymerase chain reaction*, Polymerase-Kettenreaktion
PEG	Polyethylenglykol
pfu	*plaque forming unit*, Plaque bildende Einheit
Primer	Startermolekül für die DNA-Synthese
PWS	Prader-Willi-Syndrom
RACE	*rapid amplification of cDNA ends*, schnelle Amplifizierung von cDNA-Enden
RFLP	Restriktionsfragmentlängenpolymorphismus
RNA	Ribonukleinsäure
RNase	Ribonuklease
RT	Raumtemperatur

rpm	*rounds per minute*, Umdrehungen pro Minute
SDS	Natriumdodecylsulfat
sec	Sekunde
SRO	*smallest region of deletion overlap*
STS	*sequence tagged site*
T	Thymin
TAFE	*Transvers Alternating Field Electrophoresis*
tel	Telomer
Tris	Tris(hydroxymethyl)aminomethan
U	Uracil
UPD	uniparentale Disomie
ÜNK	Übernachtkultur
X-Gal	5-Brom-4-chlor-3-indolyl-ß-D-galaktopyranosid
YAC	*yeast artificial chromosome*, künstliches Hefechromosom

1. EINLEITUNG

1.1 Genomisches Imprinting

Der Begriff *„Imprinting"* wurde zuerst für das bei Insekten beobachtete Phänomen der Eliminierung des paternalen Genoms benutzt. Metz beschrieb 1925, daß in der männlichen Keimbahn der Mücke *Sciara coprophila* während der Meiose I der vom Vater geerbte haploide Chromosomensatz eliminiert wird. Er folgerte, daß das väterliche und mütterliche Genom durch das Geschlecht der Eltern geprägt (*„impressed"*) werden (Metz, 1938). Diese Prägung ist reversibel und besteht nur für die Dauer einer Generation. Sie beruht vermutlich auf Modifikationen der Chromosomen, die in der nachfolgenden Generation zu einem unterschiedlichen Verhalten führt (Metz, 1938). Für die elterliche Prägung der Chromosomen von *Sciara* wurde von Crouse (1960) der Begriff *„Imprint"* verwendet. Heute bezeichnet „genomisches Imprinting" die elternspezifische Prägung bestimmter Chromosomenabschnitte in der mütterlichen und väterlichen Keimbahn und die daraus resultierende elternspezifische Expression bestimmter Gene in den Nachkommen (Reik et al., 1989; Reik und Surani, 1997; Horsthemke et al., 1998).

Hinweise auf genomisches Imprinting bei Säugetieren wurden zuerst durch Studien der X-Inaktivierung gewonnen. In den Zellen von weiblichen Säugern wird eines der beiden X-Chromosomen inaktiviert, wodurch eine Kompensierung der Dosis von X-chromosomal exprimierten Genen gegenüber männlichen Individuen gewährleistet wird (Lyon, 1961). Bei der Maus unterliegt die X-Inaktivierung in den frühen Embryonalstadien einem Imprint. In extraembryonalem Gewebe (Trophoblast) wird nur das väterliche X-Chromosom inaktiviert, während in den Zellen des Embryoblasten die X-Inaktivierung zufällig erfolgt (Takagi und Sasaki, 1975, West al., 1977; Lyon und Rastan, 1984; Solter und Wei, 1997). Bei Beuteltieren (*Marsupialia*) korreliert die Inaktivierung in allen Zellen mit dem elterlichen Ursprung des X-Chromosoms; es wird immer das väterliche X-Chromosom inaktiviert (Cooper et al., 1993; Graves et al., 1996).

In den frühen 80er Jahren zeigten Transplantationsexperimente von Vorkernen bei Mauszygoten, daß sowohl das väterliche (paternale) als auch das mütterliche (maternale) Genom für eine normale Embryonalentwicklung notwendig sind (Surani et al., 1984; McGrath und Solter, 1984; Solter, 1987). Eizellen mit einem haploiden maternalen Chromosomensatz durchlaufen nach Injektion eines paternalen Pronukleus eine normale

Embryogenese (Surani et al., 1984). Nach der Injektion eines mütterlichen Pronukleus (diploider maternaler Chromosomensatz, gynogenetisch) wird zwar ein Embryo gebildet, das extraembryonale Gewebe (Trophoblast) ist jedoch kaum vorhanden und die Entwicklung des Embryos geht nicht über das Stadium der Blastocyste hinaus (Surani et al., 1984). Ein entsprechender Phänotyp war bei Mausembryonen beobachtet worden, bei denen der paternale Pronukleus nach der Befruchtung entfernt wurde (Surani und Barton, 1983). Wird in befruchteten Oocyten der maternale Pronukleus durch einen paternalen ersetzt (diploider paternaler Chromosomensatz, androgenetisch), ist das Trophoblastengewebe stark ausgebildet, die Embryonen sind jedoch retardiert und sterben einige Tage nach der Implantation (Barton et al., 1984). Das paternale und maternale Genom können sich also nicht funktionell ersetzen. Dies wurde auf eine Prägung der Chromosomen durch das Geschlecht der Eltern zurückgeführt (Surani et al., 1984; Solter et al., 1987). Analog werden beim Menschen embryonale Tumore mit einem zweifachen maternalen Chromosomensatz beschrieben, die aus Abkömmlingen der embryonalen Keimblätter bestehen und bei denen das Plazentagewebe fehlt (Teratom), sowie Degenerationen der Plazenta mit einem zweifachen paternalen Chromosomensatz, die einen vergrößerten Trophoblasten bilden, während der Embryoblast verkümmert (Blasenmole) (Hall, 1990).

Uniparentale Disomien (UPD) bei der Maus zeigten, daß nur bestimmte Regionen des Genoms elternspezifisch geprägt sind (Cattanach et al., 1985). Eine UPD liegt vor, wenn zwei homologe Chromosomen denselben elterlichen Ursprung haben. Bei der Maus führen UPDs bestimmter Chromosomenpaare zu einem auffälligen Phänotyp, der von dem elterlichen Ursprung der uniparentalen Chromosomen abhängt. So sind Mausembryonen mit einer maternalen UPD 11 kleiner und solche mit einer paternalen UPD 11 größer als ihre Geschwister. Dieses Phänomen beruht auf der elternspezifischen Expression bestimmter Gene, die entweder auf dem paternalen oder auf dem maternalen Chromosom aktiv sind. Liegen bei einer UPD z.B. zwei maternale Chromosomen vor, fehlt die Expression paternal aktiver Gene und die maternal exprimierten Gene werden biallelisch gebildet. Die ersten geprägten Gene wurden in der Maus identifiziert: das paternal exprimierte Gen *Igf2* (*insulin-like growth factor 2*) (DeChiara et al., 1991) und die maternal exprimierten Gene *Igf2r* (*Igf2/mannose-6-phosphate receptor*) (Barlow et al., 1991) und *H19*, das für eine untranslatierte RNA codiert (Bartolomei et al., 1991). Schätzungen zufolge sind von den 50.000 bis 100.000 menschlichen Genen (Fields et al., 1994) etwa 100 bis 200 Gene elternspezifisch geprägt (Solter, 1988; Hayashizaki et al.,

1994). Bisher wurden mindestens 20 Gene sowohl beim Menschen als auch bei der Maus identifiziert (Morison und Reeve, 1998) (http://www.otago.ac.nz/IGC; http://www.geneimprint.com/databases.html; www.mgu.har.mrc.ac.uk/anomaly/anomaly.html).

Uniparentale Disomien (UPD) weisen auch beim Menschen auf Chromosomen(abschnitte) hin, die dem genomischen Imprinting unterliegen. Für einen gesicherten Hinweis auf eine geprägte Region ist die Analyse der Ursache einer UPD mit einem phänotypischen Effekt entscheidend. Engel (1980) ging davon aus, daß ein Teil der häufig in Spontanaborten beim Menschen auftretenden autosomalen Monosomien und Trisomien durch Chromosomen-aneuploidien in den Keimzellen verursacht werden. Seiner Meinung nach sollte es möglich sein, daß sich eine für ein Chromosom nullisome Keimzelle und eine für das Chromosom disome Keimzelle bei der Befruchtung komplementieren (Gametenkomplementation). Dadurch würde eine Zygote mit einem Chromosomenpaar uniparentaler Herkunft entstehen. Bis heute konnte eine Gametenkomplementation aber nicht nachgewiesen werden. Dagegen gibt es sichere Hinweise auf die Entstehung einer UPD als Folge der mitotischen Korrektur einer meiotischen Chromosomenfehlverteilung. Eine inkorrekte Chromosomenverteilung bei der Keimzellbildung kann in der Meiose I oder in der Meiose II eintreten. Dadurch kann eine für ein Chromosom disome oder nullisome Keimzelle entstehen. Bei der Befruchtung einer disomen Keimzelle mit einer normalen Keimzelle entsteht eine trisome Zygote. Geht zum Ausgleich der Trisomie (*trisomy rescue*) eines der Chromosomen aus der disomen Keimzelle verloren, entsteht ein normaler Karyotyp. Geht dagegen das Chromosom aus der normalen Keimzelle verloren, liegen bei einem vorangegangenen Fehler in der Meiose I zwei heterozygote uniparentale Chromosomen vor (Heterodisomie) und bei einem vorangegangenen Fehler in der Meiose II liegen zwei identische uniparentale Chromosomen vor (Isodisomie) (Engel, 1993). Eine Isodisomie kann ebenfalls entstehen, wenn nach einer Befruchtung einer normalen Keimzelle mit einer für ein Chromosom nullisomen Keimzelle die Monosomie in der entstandenen Zygote durch eine Duplikation des einzelnen Chromosoms ausgeglichen wird (*monosomy rescue*). Haben zusätzlich Rekombinationen stattgefunden, können auf einem einzelnen Chromosom eine Iso- und Heterodisomie abwechseln. Ist eine bestimmte Erkrankung mit einer Isodisomie assoziiert, kann der Phänotyp entweder durch Demaskierung eines mutierten rezessiven Gens verursacht werden oder durch eine Störung eines elternspezifischen Genexpressionsmusters (Engel, 1993). Wird derselbe Phänotyp ebenfalls durch eine Heterodisomie verursacht, ist dies ein sicherer Hinweis, daß nicht der

Verlust der Heterozygotie (*loss of heterozygosity*, LOH), sondern das Fehlen von elternspezifischer Genexpression entscheidend ist. Der erste Fall einer UPD (maternale Isodisomie) wurde 1988 bei einem Mädchen mit Cystischer Fibrose und Kleinwuchs beschrieben (Spence et al., 1988). Dieser Phänotyp beruht sowohl auf LOH (Cystische Fibrose), als auch auf einer fehlenden paternalen Genexpression für das Chromosom 7 (Kleinwuchs) (Spence et al., 1988).

Gesicherte Hinweise auf genomisches Imprinting gibt es für die Chromosomen 7, 11, 14 und 15 (Ledbetter und Engel, 1995; www.genes.uchicago.edu/upd/upd.html). Eine maternale UPD des Chromosom 7 tritt bei 10% der Patienten mit Silver-Russell-Syndrom auf (Kotzot et al., 1995), eine partielle paternale UPD des Chromsom 11 (11p15) ist mit dem Beckwith-Wiedemann-Syndrom assoziiert (Henry et al., 1991; Slatter et al., 1994), eine maternale UPD des Chromosom 14 wurde bei einem Patienten mit Minderwuchs beschrieben (Antonarakis et al., 1993), eine paternale UPD 14 steht im Zusammenhang mit mentaler Retardierung und Extremitätenverkürzung (Cotter et al., 1997), eine maternale UPD des Chromosom 15 führt zum Prader-Willi-Syndrom (PWS) (Nicholls et al., 1989), während eine paternale UPD 15 das Angelman-Syndrom (AS) verursacht (Malcom et al., 1991).

Bei dem Prozeß des genomischen Imprintings (Abb. 1.1) wird die elternspezifische Variation der Genexpression durch eine reversible Modifikation (Prägung) reguliert. In den primordialen Keimzellen in der frühen männlichen und weiblichen Keimbahn wird die Prägung der beiden elterlichen Chromosomensätze aufgehoben und neu etabliert (Imprint-Umschaltung). Dabei erhalten Spermien einen paternal geprägten Chromsomensatz und Oocyten einen maternal geprägten Chromosomensatz. In der postzygotischen Entwicklung wird die elternspezifische Prägung aufrechterhalten und stabil an die Tochterzellen weitergegeben (Imprint-Replizierung). Die Imprint-Erkennung im Embryo und adulten Organismus führt zu einer elternspezifischen Genexpression (Horsthemke et al., 1998).

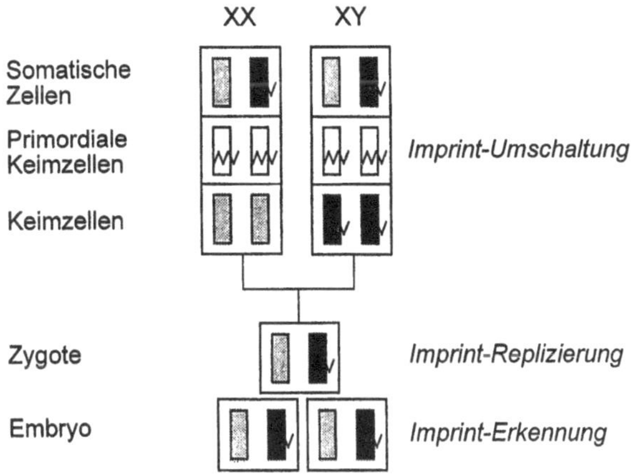

Abb. 1.1: Der Prozeß des genomischen Imprintings verläuft in drei Schritten: Umschaltung, Replizierung und Erkennung der elternspezifischen Prägung (Imprint). Bei der Imprint-Umschaltung in den primordialen Keimzellen erhalten Oocyten ein maternales Imprint (hellgrau) und Spermien ein paternales Imprint (dunkelgrau). Die Imprint-Erkennung führt zu einer elternspezifischen Genexpression. Das Beispiel eines paternal exprimierten Transkriptes ist als Wellenlinie dargestellt.

Verschiedene Faktoren werden diskutiert, die beim genomischen Imprinting eine Rolle spielen und die Etablierung von elternspezifischen Expressionsmustern regulieren könnten. Elternspezifisch geprägte Gene treten in Anhäufungen in bis zu mehreren hundert Kilobasenpaar großen chromosomalen Domänen auf (Reik und Maher, 1997). Während nicht geprägte genomische DNA während der S-Phase im Zellzyklus synchron repliziert wird, wurde für die elternspezifisch geprägte Region eine asynchrone Replikation beschrieben (Izumikawa et al., 1991; Kitsberg et al., 1993; Knoll et al., 1994). In der Regel wird das paternale Allel früher und das maternale Allel später im Zellzyklus repliziert. Die asynchrone Replikationszeit ist auf die elternspezifisch geprägte Region begrenzt und scheint von lokalen *cis*-wirkenden Elementen reguliert zu werden (Greally et al., 1998). Dabei ist die Organisation in Replikationseinheiten unabhängig von der Genexpression. Gene, die auf einer elterlichen Kopie liegen, replizieren immer gleichzeitig, auch wenn sie von entgegengesetzten parentalen Allelen exprimiert werden (Kitsberg et al., 1993). Dies zeigt, daß neben der asynchronen Replikationszeit noch andere Faktoren bei der Regulation der elternspezifischen Expression eine Rolle spielen.

Ein Hauptmerkmal elternspezifisch geprägter Regionen ist die unterschiedliche Methylierung der beiden parentalen Kopien, die vermutlich bei der Unterscheidung der elterlichen Kopien und der Regulation der Transkription geprägter Gene eine entscheidende Rolle spielt (Reik et al., 1987; Cedar, 1988; Razin und Cedar, 1994). Die DNA-Methylierung ist ein reversibler molekularer Prozeß, bei dem an das 5'-Kohlenstoffatom eines Cytosinrestes in CpG-Dinukleotiden eine Methyl-Gruppe angehängt wird, so daß 5-Methylcytosin entsteht. In der Morula findet eine globale Demethylierung des Genoms statt, in der Blastula liegt die DNA hauptsächlich unmethyliert vor, und zum Zeitpunkt der Implantation führt eine globale *de novo* Methylierung zum Wiederaufbau des adulten Methylierungsmusters (Monk et al., 1987; Kafri et al., 1993; Razin und Kafri, 1994; Razin und Shemer, 1995; Jeanisch, 1997). Ausgenommen von der *de novo* Methylierung sind die CpG-Inseln, GC-reiche Regionen im 5' Bereich von Haushaltsgenen und einigen gewebespezifischen Genen. CpG-Inseln sind mindestens 200 bp groß und haben einen GC-Gehalt von mehr als 50%. Der Quotient der beobachteten CpGs im Vergleich zu den erwarteten CpGs (CpG_{obs}/CpG_{exp}) liegt über 0.6 (Gardiner-Garden und Frommer, 1987). Das Genom von Säugetieren enthält etwa 30.000 solcher CpG-Inseln, die in der Regel in allen Stadien der Embryonalentwicklung und im adulten Organismus unmethyliert vorliegen (Bird et al., 1985; Bird, 1986).

Die differentielle Methylierung von Regionen, die dem genomischen Imprinting unterliegen, scheint durch einen besonderen reversiblen Prozeß reguliert zu werden. In den primordialen Keimzellen erfolgt zunächst die Ausradierung und anschließend die Etablierung der elternspezifischen Methylierungsimprints (Shemer et al., 1997; Tada et al., 1997, Tada et al., 1998). Dabei könnte eine geschlechtsspezifische *de novo* Methylase in der väterlichen bzw. mütterlichen Keimbahn anhand eines *cis*-wirkenden Elements ein paternal geprägtes Gen von einem maternal geprägten Gen unterscheiden (Jaenisch, 1997). Alternativ könnte eine geschlechtsspezifische Chromatinstruktur gebildet werden, aus der sekundär die differentielle Methylierung resultiert (Patterton und Wolffe, 1996). Nach der Befruchtung sind die elternspezifischen Methylierungsmuster bestimmter Sequenzen von der globalen Demethylierung in der Preimplantationsphase eines Embryos sowie der anschließenden *de novo* Methylierung nicht betroffen und vermitteln vermutlich die erneute Ausbreitung der elternspezifischen Methylierungsimprints (Razin und Kafri, 1994; Shemer et al., 1997; Birger et al., 1999). Innerhalb des *Igf2r*-Gens der Maus wurde eine 113 Basenpaar große *cis*-wirkende Sequenz identifiziert, die bei Injektion in einen paternalen Pronukleus der *de novo* Methylierung entgeht, während dieselbe Sequenz bei Injektion in einen maternalen Pronukleus methyliert wird (Birger et al., 1999). Diese sogenannte Imprinting-Box wird nur in dem paternalen Vorkern von bisher unbekannten *trans*-wirkenden Proteinfaktoren gebunden und dadurch vermutlich vor der *de novo* Methylierung geschützt (Birger et al., 1999). Die Stabilität der differentiellen Methylierungsimprints bestimmter Regionen könnte demnach durch die Bindung von *trans*-Faktoren an *cis*-wirkende Imprinting-Signale reguliert werden (Birger et al., 1999). Die Methylierung einer der parentalen Kopien nimmt möglicherweise Einfluß auf deren Chromatinstruktur und Transkriptionsaktivität (Jones et al., 1998; Wade et al., 1999).

1.2 Das Prader-Willi-Syndrom und das Angelman-Syndrom

Das Prader-Willi-Syndrom (auch Prader-Labhard-Willi-Syndrom) (PWS) tritt mit einer Häufigkeit von 1/15.000 auf und wurde erstmals 1956 durch die drei Schweizer Ärzte A. Prader, A. Labhard und H. Willi beschrieben (Prader et al., 1956). Hauptmerkmale sind Muskelhypotonie, Adipositas, Wachstumsverzögerung, Hypogonadismus, eine moderate mentale Retardierung, auffällig kleine Hände und Füße und ein typisches Gesicht mit mandelförmigen Augen, einem dreieckigen Mund und einer schmalen Stirn (Abb. 1.2). Die Muskelhypotonie führt im Neugeborenenalter zu Fütterungsproblemen und einer verzögerten Entwicklung. PWS-Patienten entwickeln im Alter von etwa 2 Jahren ein zwanghaftes Eßverhalten, welches zur Adipositas führt und in 5-10% der Patienten tritt ein Typ-II-Diabetes auf (www.prader-willi.de). Die biochemische Ursache des PWS ist vermutlich eine Störung im Hypothalamus, ein Teil des Zwischenhirns, in dem sich neuronale Zentren befinden, die wichtige Regulationsvorgänge wie Wärmeregulation, Wach- und Schlafrhythmus, Nahrungsaufnahme (Hunger- und Sättingungszentrum) und den Fettstoffwechsel koordinieren. Bei einigen PWS-Patienten wurde eine verminderte Wachstumshormonausschüttung festgestellt (Lee et al., 1987). Wachstumshormonstudien mit PWS-Kindern zeigten, daß eine Behandlung mit Wachstumshormonen zu einer Verbesserung des Längenwachstums, einer Zunahme von Muskelmasse und Abnahme des Fettgewebes, sowie zu einem damit verbundenen aktiveren und ausgeglichenerem Verhalten führt (Gillessen-Kaesbach und Horsthemke, 1995).

Das Angelman-Syndrom (AS) wurde erstmalig 1965 durch den englischen Kinderarzt H. Angelman beschrieben und tritt mit einer Häufigkeit von 1/20.000 auf. Patienten mit

Angelman-Syndrom haben eine Ataxie (staksiger Gang und ruckartige Armbewegungen) sowie eine charakteristische Armhaltung (Abb. 1.2). AS-Patienten sind schwer mental retardiert und haben eine fehlende bis minimale Sprachentwicklung. Sie haben ein freundliches Wesen und neigen zu häufigen und unmotivierten Lachanfällen. Weitere Symptome sind Mikrozephalie, ein spezifisches abnormales EEG und Krampfanfälle (Williams et al., 1995).

Prader-Willi-Syndrom **Angelman-Syndrom**

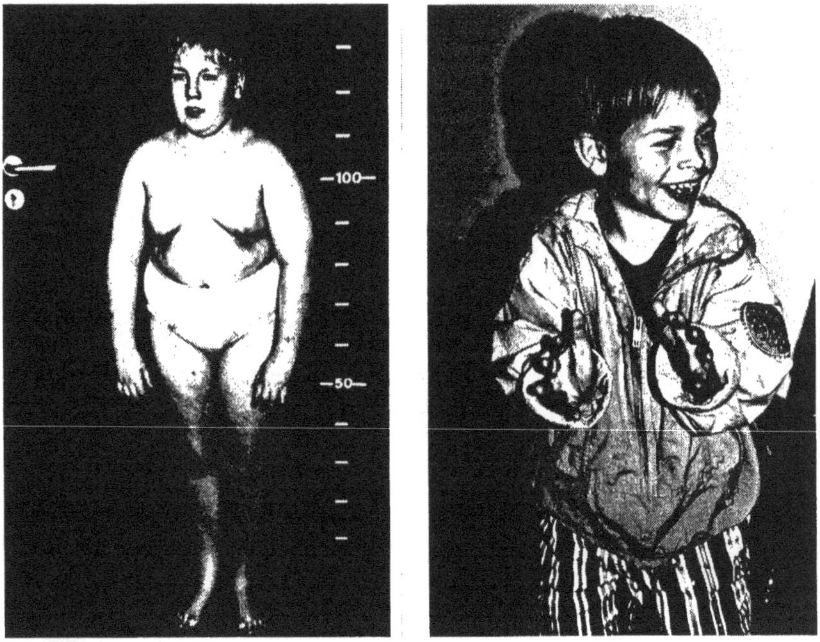

Abb. 1.2: Patient mit einem Prader-Willi-Syndrom (links) und Patient mit einem Angelman-Syndrom (rechts).

1.2.1 Molekulargenetische Ursachen des PWS und AS

In den 70er Jahren wurden seltene Translokationen bei PWS-Patienten beschrieben, die auf eine Involvierung des Chromosom 15 in die Ätiologie des PWS hinwiesen (Hawkey und Smithies, 1976; Fraccaro et al., 1977). Durch cytogenetische Untersuchungen identifizierten Ledbetter et al. (1981) bei einigen PWS-Patienten mikroskopisch sichtbare *de novo* Deletionen auf dem langen Arm von Chromosom 15 (15q11-q13) (Ledbetter et al., 1981, Ledbetter et al., 1982). Interessanterweise fand man *de novo* Deletionen dieser Region ebenfalls bei Patienten mit einem völlig unterschiedlichen Phänotyp, dem Angelman Syndrom (AS) (Kaplan et al., 1987; Magenis et al., 1987; Pembry et al., 1988). Auf molekularer Ebene scheinen die Deletionen identisch (Donlon et al., 1988; Knoll et al., 1989), bei PWS-Patienten wurden sie jedoch immer auf dem paternalen Chromosom 15 nachgewiesen (Butler und Palmer, 1983; Butler et al., 1986) und bei AS-Patienten immer auf dem maternalen Chromosom 15 (Knoll et al., 1989; Williams et al., 1990). Die *de novo* Deletionen betreffen eine etwa 4-5 Megabasen (Mb) große Region und sind mit ca. 70% die häufigste Ursache für das PWS bzw. AS (Butler et al., 1990; Knoll et al., 1990; Saitoh et al., 1994; Jiang et al., 1999).

Durch molekulargenetische Untersuchungen mit Restriktionslängenpolymorphismen (RFLPs) wiesen Nicholls et al. (1989) bei zwei PWS-Patienten, die keine *de novo* Deletion in 15q11-q13 zeigten, eine uniparentale maternale Heterodisomie der Chromosomen 15 nach (Nicholls et al., 1989). Dies war der entscheidende Hinweis auf genomisches Imprinting in der Region 15q11-q13 und darauf, daß der PWS-Phänotyp durch eine fehlende Expression von paternal exprimierten Genen und nicht durch eine rezessive Mutation verursacht wird. Analog dazu wurden bei einigen AS-Patienten uniparentale Disomien des Chromosom 15 identifiziert, die immer paternalen Ursprungs sind (Malcom et al., 1991). UPDs werden bei etwa 29% aller PWS-Patienten bzw. 1% aller AS-Patienten nachgewiesen (Knoll et al., 1991; Jiang et al., 1999).

Das Phänomen, daß die Region 15q11-q13 je nach elterlicher Herkunft mit zwei klinisch unterschiedlichen Syndromen assoziiert ist, wird molekulargenetisch durch den Funktionsverlust gegensätzlich geprägter Gene erklärt. PWS entsteht durch den Verlust von paternal exprimierten Genen, die entweder deletiert oder inaktiv sind (UPD). Im Gegensatz dazu ensteht AS durch den Verlust eines maternal exprimierten Gens (1.2.2).

1.2.2 Gensequenzen in der PWS/AS-Region

Die Bruchpunkte der bei PWS- und AS-Patienten identifizierten großen *de novo* Deletionen in 15q11-q13 beinhalten eine 4-5 Megabasen (Mb) große Region (Abb. 1.3). Die Deletionsbruchpunkte treten proximal in zwei Anhäufungen um den Marker *D15S18* auf und liegen distal gehäuft zwischen dem *P*-Gen (*pink-eyed dilution*) und dem Marker *D15S24* (Christian et al., 1995; Christian et al., 1999) (Abb. 1.3). In den Regionen der Chromosomenbrüche wurden duplizierte Gensequenzen identifiziert (Buiting et al., 1992; Buiting et al., 1998; Ji et al., 1999; Amos-Landgraf et al., 1999; Christian et al., 1999), deren Mehrzahl an Kopien vermutlich zu ungleichen Rekombinationsereignissen und damit zu den typischen Deletionen in 15q11-q13 führen. Die Bruchpunktregionen sind ebenfalls in intrachromosomale Duplikationen und Triplikationen sowie in die Bildung von supernumerischen Markerchromosomen involviert (Schinzel et al., 1994; Robinson et al., 1998; Wandstrat et al., 1998). Ein multiples Vorliegen der maternal geprägten Region 15q11-q13 wurde im Zusammenhang mit einer verzögerten Entwicklung und einem autistischen Phänotyp beobachtet (Flejter et al., 1996; Cook et al., 1997).

Die distale Grenze des PWS-kritischen Bereichs wird auf molekularer Ebene durch den proximalen Bruchpunkt einer untypischen 1 Mb großen Deletion einer Familie mit drei betroffenen AS-Kindern definiert, der zwischen den Genen *PAR1* und *UBE3A* liegt (Hamabe et al., 1991; Saitoh et al., 1992; Greger et al, 1993). Die Transmission dieser Deletion durch die Keimbahn des Großvaters verursacht keinen PWS-Phänotyp bei der Mutter, während die Vererbung der Deletion durch die Mutter zu AS führt.

Zur molekulargenetischen Erschließung der Region 15q11-q13 wurden genomische YAC-Contigs („*contiguous*", zusammenhängend) erstellt (Kuwano et al., 1992; Mutirangura et al., 1993; Christian et al., 1998) und im Laufe der letzten Jahre wurden eine Reihe von transkribierten Sequenzen in der PWS- und AS-kritischen Region lokalisiert (Abb. 1.3).

In dem für das AS kritischen Bereich wurde das Gen für die *E6-AP Ubiquitin Protein Ligase 3A* (*UBE3A*) identifiziert (Sutcliffe et al., 1997) und bei etwa 10-20% der AS-Patienten ohne eine große Deletion in 15q11-q13 oder eine UPD (25%) werden eine Mutation im *UBE3A*-Gen nachgewiesen (Kishino et al., 1997; Matsuura et al., 1997; Malzac et al., 1998; Fang et al., 1999). Die *E6-AP Ubiquitin Protein Ligase 3A* ist ein Enzym, welches in der Ubiquitin-vermittelten Proteolyse die zum Abbau bestimmten Proteinsubstrate mit Ubiquitin markiert (Scheffner et al., 1995). In Fibroblasten und

Lymphoblasten ist das *UBE3A*-Gen biallelisch exprimiert (Sutcliffe et al., 1997), während es in Zellen des Gehirns elternspezifisch geprägt ist und nur von dem maternalen Allel exprimiert wird (Rougeulle et al., 1997, Vu und Hoffman, 1997, Albrecht et al., 1997). Inzwischen wurde ein antisense-Transkript des *UBE3A*-Gens identifiziert, dessen Funktion jedoch noch unklar ist (Rougeulle et al., 1998). Bei Mäusen existiert eine zu der humanen Region 15q11-q13 orthologe chromosomale Region auf dem Chromosom 7 mit einer konservierten syntänen („auf einem Faden liegend") Anordnung der homologen Gene (Chaillet et al., 1991). Bei der Maus wurden zwei Modelle für das Angelman-Syndrom beschrieben. Eine partielle paternale UPD des Mauschromosom 7 und eine Deletion des *Ube3a*-Gens auf dem maternalen Chromosom 7 der Maus induzieren einen AS-ähnlichen Phänotyp (Cattanach et al., 1997; Jiang et al., 1998).

Beim PWS gibt es keine Patientengruppe, die auf einen Einzelgendefekt hinweist. Daher wird vermutet, daß das PWS durch den Verlust oder die Inaktivierung mehrerer paternal exprimierter Gene entsteht (*contiguous gene syndrome*) (Nicholls et al., 1998). In der PWS-kritischen Region wurden bisher sechs paternal exprimierte Transkripte identifiziert, die zum PWS-Phänotyp beitragen könnten (Abb. 1.3).

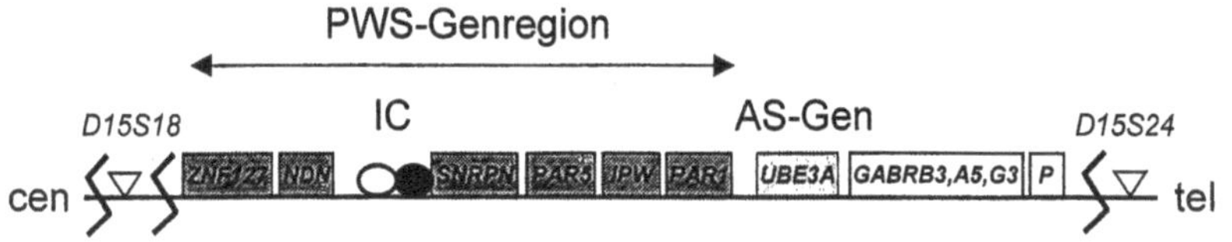

Abb. 1.3: Gensequenzen in der Prader-Willi- und Angelman-Syndrom-Region in 15q11-q13. Zwischen den Bruchpunktregionen der *de novo* Deletionen (gezackte Linien) liegt eine etwa 4-5 Megabasen große Region. Der PWS-kritische Bereich beinhaltet eine Reihe von paternal exprimierten Transkripten (dunkelgrau). Die distale Grenze der PWS-Genregion wird durch den proximalen Bruchpunkt einer untypischen 1 Mb Deletion einer AS-Familie definiert. Das AS-Gen (*UBE3A*) wird im Gehirn maternal exprimiert (hellgrau). Das Imprinting-Center (IC) besitzt eine zweigeteilte Struktur. Der proximale Teil (weiße Ellipse) ist notwendig für die Etablierung eines maternalen Imprints und der distale Teil (schwarze Ellipse) ist notwendig für die Etablierung eines paternalen Imprints (1.2.3).

Am weitesten proximal gelegen ist das Gen *ZNF127*, ein intronloses Gen, das ubiquitär exprimiert wird und für einen Transkriptionsfaktor mit Zinkfingermotiven codiert (*RING zinc-finger protein*) (Jong et al., 1999a). *ZNF127* besitzt, ähnlich dem *UBE3A*-Gen, ein *antisense*-Transkript mit unbekannter Funktion (*ZNF127AS*). Etwa 200 kb weiter distal liegt das Gen *NDN* (NECDIN-*encoding gene*). *NDN* ist intronlos und wird beim Menschen in vielen Geweben exprimiert. Das homologe Mausgen *Ndn* wird spezifisch in post-mitotischen Neuronen im Gehirn exprimiert und das Genprodukt NECDIN verursacht dort einen Arrest des Zellwachstums der Neuronen (Jay et al., 1997; MacDonald et al., 1997). Das Gen *SNRPN* (*small nuclear ribonucleoprotein polypeptide N*) wurde 1992 in die kritische Region für das PWS kartiert (Öczelik et al., 1992). Das *SNRPN*-Protein ist Teil des Spleißosomen-Komplexes und in diesem assoziiert mit kurzen RNA-Abschnitten mit daran gebundenen Proteinen, den *„small nuclear ribunucleoprotein particles"*. Das humane *SNRPN*-Gen sowie das homologe Mausgen *Snrpn* werden ubiquitär exprimiert, am stärksten jedoch in neuronalen Geweben (Öczelik et al., 1992; Glenn et al., 1996). Etwa 150 kb distal des *SNRPN*-Gens wurde ein nicht-codierendes Gen identifiziert, genannt *IPW* (Imprinted gene in the Prader-Willi syndrome region) (Wevrick et al., 1994). Die Expression des *IPW*-Gens erfolgt beim Menschen in vielen Geweben, während das homologe Mausgen *Ipw* hauptsächlich im Gehirn transkribiert wird (Wevrick et al., 1997). Zwei weitere, ebenfalls nicht-codierende, paternal exprimierte Transkripte, genannt PAR-5 und PAR-1 (Prader-Willi/Angelman Region), wurden proximal bzw. distal von *IPW* kartiert (Sutcliffe et al., 1994).

Obwohl die beschriebenen Gene aufgrund ihrer elternspezifischen paternalen Expression und ihres Expressionsmusters als Kandidatengene für das PWS in Frage kommen, konnte für keines dieser Transkripte bisher ein Zusammenhang zum PWS-Phänotyp hergestellt werden. Eine paternale Deletion der homologen Mausgene aus der PWS-kritischen Region verursacht in keinem der untersuchten Fälle einen Phänotyp. Mäuse, mit einer intragenen paternalen Deletion der Exons 4-6 des *Snrpn*-Gens sind phänotypisch normal (Yang et al., 1998). Mäuse, die heterozygot für eine Deletion des paternalen Allels des *Ndn*-Gens sind, haben ebenfalls keine PWS-ähnlichen Merkmale (Tsai et al., 1999a). Ein Maus Knock-out für *Zfp127* wurde als fertil und nicht fettleibig beschrieben (Jong et al., 1999a). Im Gegensatz dazu zeigen Mäuse, bei denen eine maternale UPD der zur PWS-Region orthologen Region auf dem Chromosom 7 der Maus vorliegt (Cattanach et al., 1992) und transgene Mäuse mit einer paternalen Deletion der PWS/AS-Region (Gabriel et al., 1999) einen PWS-ähnlichen Phänotyp. Eine etwa 40 kb große heterozygote Deletion auf dem paternalen Chromosom 7 der Maus, die Teile des *Snrpn*-Gens beinhaltet (Exons 1-6) sowie den distalen Teil des putativen Maus-Imprinting-Centers, führt ebenfalls zu einem PWS-Phänotyp (Yang et al., 1998). Die paternale Deletion einer Region von *Snrpn* bis *Ube3a* führt bei Mäusen zu einem partiellen PWS-Phänotyp mit Wachstumsverminderung, Hypotonie, und zu neonataler Lethalität (Tsai et al., 1999b). Diese Ergebnisse lassen vermuten, daß die Summe der deletierten bzw. inaktivierten Gene für den PWS-Phänotyp entscheidend ist, obwohl es verwundert, daß das Ausschalten einzelner Gene keine PWS-Subphänotypen verursacht.

1.2.3 Das Imprinting-Center und die IC/*SNRPN*-Transkripte

Die elternspezifische Methylierung von Regionen, die dem genomischen Imprinting unterliegen, ermöglicht die Unterscheidung der beiden parentalen Kopien. In der PWS/AS-Region wurde an einer Reihe von Loci differentielle Methylierung nachgewiesen: *ZNF127* (Driscoll et al., 1992), *NDN* (Jay et al., 1997), *PW71* (Dittrich et al., 1992), Y48.5 (Buiting et al., 1995) und *SNRPN* (Sutcliffe et al., 1994). Bei einer kleinen Gruppe von PWS-Patienten (1%) und AS-Patienten (4%), die weder eine Deletion oder eine UPD haben, wurde in der Methylierungsanalyse an verschiedenen Loci ein uniparentales Methylierungsmuster nachgewiesen (Reis et al., 1994; Sutcliffe et al., 1994; Buiting et al., 1995; Saitoh et al., 1996; Schuffenhauer et al., 1996; Saitoh et al., 1997; Bürger et al., 1997; Buiting et al., 1998; Ohta et al., 1999a; Ohta et al., 1999b). Durch einen Prägungsfehler in der Keimbahn eines Elternteils weist bei PWS-Patienten mit einem Imprinting-Defekt das vom Vater geerbte Chromosom 15 eine maternale Prägung auf. Bei AS-Patienten mit einem Imprinting-Defekt ist das von der Mutter geerbte Chromosom 15 paternal geprägt. Die Patienten haben also eine funktionelle uniparentale Disomie.

Bei einigen der PWS- und AS-Patienten mit einem Imprinting-Defekt wurden Mikrodeletionen identifiziert, die in einem etwa 100 kb großen Bereich lokalisiert sind. Dieser beinhaltet den 5' Bereich des *SNRPN*-Gens und erstreckt sich in Richtung Centromer (Sutcliffe et al., 1994; Buiting et al., 1995, Saitoh et al., 1996, Saitoh et al., 1997; Ohta et al., 1999a; Ohta et al., 1999b). Dies führte zu der Hypothese, daß ein *cis*-wirkendes Element, genannt das Imprinting-Center (IC), in der jeweiligen Keimbahn den Prozeß des Imprintings in 15q11-q13 reguliert (Buiting et al., 1995) (Abb. 1.3). Die

Deletion der proximalen IC-Region verhindert die Bildung eines maternalen Imprints in der mütterlichen Keimbahn und verursacht AS (Buiting et al., 1995; Ohta et al., 1999a). Deletionen in diesem Bereich definieren einen kleinsten überlappenden Deletionsbereich, den AS-SRO (SRO, *smallest region of deletion overlap*), der zur Zeit auf einen 880 bp großen Bereich reduziert ist (Buiting et al., 1995, Saitoh et al., 1996; Ohta et al., 1999b; Karin Buiting, persönliche Mitteilung). Eine Deletion der distalen IC-Region verhindert die Etablierung eines paternalen Imprints in der väterlichen Keimbahn und verursacht PWS. Die Deletionen in diesem Bereich definieren den PWS-SRO (Sutcliffe et al., 1994; Buiting et al., 1995; Ohta et al., 1999b). Der PWS-SRO ist bisher auf einen 4.3 kb großen Bereich eingegrenzt worden, der das Exon 1 des *SNRPN*-Gens einschließt (Sutcliffe et al., 1994; Ohta et al., 1999a). Der AS-SRO und der PWS-SRO sind nicht überlappend und es wird vermutet, daß das Imprinting-Center eine zweigeteilte Struktur besitzt (Buiting et al., 1995).

Innerhalb der IC-Region wurden von Dittrich et al. (1996) alternative Transkripte des *SNRPN*-Gens identifiziert, die im 5' Bereich neu identifizierte Exons enthalten und im 3' Bereich die *SNRPN*-Exons nutzen. Die neuen Gensequenzen überspannen das Imprinting-Center und wurden daher IC/*SNRPN*-Transkripte genannt (Dittrich, 1995; Dittrich et al., 1996). Die IC/*SNRPN*-Transkripte werden, wie das *SNRPN*-Gen, elternspezifisch von dem paternalen Chromosom 15 exprimiert. Sie werden ausgehend von zwei alternativen sequenzähnlichen 5' Startexons (BD1A und BD1B) transkribiert und enthalten die Exons BD2 und BD3 sowie ein alternativ gespleißtes Exon (BD1B*) in Transkripten, die von BD1B aus exprimiert werden. Das Exon BD3 liegt 342 Basenpaare stromaufwärts der proximalen Grenze des AS-SRO und fehlt mit einer Ausnahme bei allen AS-Patienten mit einer Mikrodeletion (Dittrich et al., 1996). Es wird vermutet, daß die IC/*SNRPN*-Transkripte mit BD3 oder eine Sequenz unmittelbar distal des Exons BD3 eine Rolle beim genomischen Imprinting spielen.

1.3 Ziele der Arbeit

Die molekulargenetische Forschung in der PWS- und AS-Region zielt auf die Identifizierung von regulatorischen Elementen, die beim Prozeß des genomischen Imprintings in 15q11-q13 eine Rolle spielen, sowie auf die Isolierung neuer Gensequenzen, die als Kandidatengene für das Prader-Willi-Syndrom in Frage kommen könnten.

Zu Beginn der vorliegenden Arbeit existierte der Hinweis, daß eine zu den beiden 5' Exons der IC/*SNRPN*-Transkripte (BD1A und BD1B) ähnliche Sequenz als zusätzliches Startexon für die IC/*SNRPN*-Transkripte fungieren könnte (Dittrich, 1995). Diese Sequenz war etwa 65 kb proximal von BD1B auf einem etwa 300 kb großen genomischen YAC-Klon (326F6) lokalisiert worden. Um die putative alternative IC/*SNRPN*-Startsequenz zu isolieren und physikalisch an die IC/*SNRPN*-Transkriptionseinheit zu koppeln, sollte der YAC 326F6 in überlappende Phagenklone subkloniert werden. Die Sequenz sollte charakterisiert und auf ihr Transkriptionspotential hin untersucht werden.

In der kritischen Region für das Prader-Willi-Syndrom waren, ebenfalls auf YAC 326F6, zwei Restriktionsschnittstellen für die selten schneidenden Enzyme *Sac*II und *Not*I beschrieben worden (Buiting et al., 1993). Beide Schnittstellen werden ausschließlich aus Cytosin- (C) und Guaninresten (G) gebildet und weisen auf eine GC-reiche Region hin, in der möglicherweise eine CpG-Insel und eine damit assoziierte Gensequenz liegt. Im Rahmen meiner Arbeit sollte die flankierende genomische Sequenz der beiden Restriktionsschnittstellen isoliert und auf die Anwesenheit einer exprimierten Sequenz untersucht werden. Eine Analyse einer putativen Gensequenz in dieser Region sollte im Hinblick auf elternspezifische Expression und eine mögliche Rolle bei der Entstehung des PWS erfolgen.

2. MATERIAL UND METHODEN

2.1 Material

2.1.1 Chemikalien

Die Chemikalien wurden, wenn nicht gesondert aufgeführt, von den Firmen Boehringer Mannheim, Merck (Darmstadt), Sigma (Heidelberg), Serva (Heidelberg) und GibcoBRL (Eggenstein) in *pro analysis* Qualität bezogen. Die Radiochemikalien wurden von den Firmen DuPont/NEN (Bad Homburg) und Amersham bezogen.

2.1.2 Standard-Lösungen und -Medien

Standardlösungen:

CES:	1 M Sorbitol, 100 mM NaCitrat, 50 mM EDTA pH 8.0
Denhardts:	0.02% Ficoll, 0.02% Polyvinylpyrrolidon, 0.02% BSA
10xLadepuffer:	0.25% Bromphenolblau oder Xylenblau, 15% Ficoll, 10 mM EDTA
PBS:	137 mM NaCl, 2.7 mM KCl, 4.3 mM Na_2HPO_4, 1.4 mM KH_2PO_4
SM:	50 mM Tris-HCl pH 7.8, 100 mM NaCl, 10 mM $MgCl_2$
SSC:	150 mM NaCl, 15 mM Na_3-Citrat
SSPE:	180 mM NaCl, 10 mM NaH_2PO_4, 1 mM EDTA pH 7.4
TAE-Puffer:	40 mM Tris-Acetat, 1 mM EDTA
TAFE-Puffer:	10 mM Tris pH 8.2, 0.5 mM EDTA, 4.4 mM Eisessig
TE:	10 mM Tris-HCl pH 7.8, 1 mM EDTA

Standardmedien:

AHC-Medium:	0.17% *Yeast Nitrogen Base* (Difco), 0.5% $(NH_4)_2SO_4$, 1% *Casein Hydrolysate Acid* (USB), 20 µg/ml Adeninhemisulfat, 2% Glucose
LB-Medium:	1% Trypton, 0.5% Hefeextrakt, 1% NaCl
LB-Platten:	LB-Medium, 1.2% Bacto-Agar (Difco), 100 µg/ml Ampicillin, 16 µg/ml X-Gal
LM-Medium:	1% Trypton, 0.5% Hefeextrakt, 0.5% NaCl
NZY-Medium:	0.5% NaCl, 0.2% $MgSO_4x7H_20$, 0.5% Hefeextrakt, 1% NZ-Amin (ICN), pH 7.5 (mit NaOH)
NZY-Platten:	NZY-Medium, 1.5% Bacto-Agar (Difco)
YPD-Medium:	1% Hefeextrakt, 2% Pepton, 2% Glucose

2.1.3 Vektoren

Lambda Dash II	(Stratagene)
pT7/T3	(Pharmacia)
pBluescript	(Stratagene)

2.1.4 Enzyme

Restriktionsenzyme:

Die Restriktionsenzyme wurden von den Firmen Boehringer Mannheim, New England BioLabs, GibcoBRL und Pharmacia bezogen.

weitere Enzyme:

Alkalische Phosphatase	(Boehringer Mannheim)
AmpliTaq-Polymerase	(Perkin Elmer)
Desoxyribonuklease I	(Boehringer Mannheim)
DNA-Polymerase I, Klenow-Fragment	(Boehringer Mannheim)
Proteinase K	(Boehringer Mannheim)
reverse Transkriptase	(Boehringer Mannheim, GibcoBRL)
Ribonuklease A	(Boehringer Mannheim)
Ribonuklease T_1	(Boehringer Mannheim)
T_4-DNA-Ligase	(Boehringer Mannheim)
Terminale Transferase	(Boehringer Mannheim, GibcoBRL)
Yeast Lysate Enzyme (YLE)	(ISN)

2.1.5 Bakterienstämme

E.coli DH5α:	*endA1, hsdR17, supE44, thi-1,* λ^-, *recA, gyrA96, relA1*
E.coli LE392:	e14⁻(McrA⁻), *hsdR514, supE44, supF58, lacY1, galK2, galT22, metB1, trp55*
E.coli XL1-Blue:	*recA1, endA1, gyrA96, thi-1, hsdR17, supE44, relA1, lac,* [F'*proAB, lacI*^{q}*Z*Δ*M15*, Tn*10* (Tet^r)]
E. coli XL1-Blue MRA:	Δ(*mcrA)183* Δ(*mcrCB-hsdSMR-mrr)173, endA1, supE44, thi-1, gyrA96, relA1, lac*^{c}
E. coli XL1-Blue MRF':	Δ(*mcrA)183* Δ(*mcrCB-hsdSMR-mrr)173, endA1, supE44, thi-1, recA1, gyrA96, relA1*

2.1.6 Klone

Tabelle 2.1: Verwendete Klone

YACs	Locus	Vektor	Insertgröße	Klonierungsstelle	Referenz
P307A12	D15S13	pYAC4	310 kb	*Eco*RI	Kuwano et al., 1992
P326F6	D15S13/63	pYAC4	300 kb	*Eco*RI	Kuwano et al., 1992
PACs	Name	Vektor	Insertgröße	Bibliothek	Referenz
PAC1	J2146Q13	pYAC4	140 kb	LLNLP704	Iannou et al., 1994
PAC2	A0314Q13	pYAC4	-	LLNLP704	Iannou et al., 1994
PAC3	O0428Q13	pYAC4	-	LLNLP704	Iannou et al., 1994
PAC4	N03300Q13	pYAC4	-	LLNLP704	Iannou et al., 1994
PAC5	J16250Q13	pYAC4	-	LLNLP704	Iannou et al., 1994
PAC6	C12276Q13	pYAC4	-	LLNLP704	Iannou et al., 1994
PAC7	O14167Q13	pYAC4	-	LLNLP704	Iannou et al., 1994
PAC8	G01191Q13	pYAC4	-	LLNLP704	Iannou et al., 1994
PAC9	D0358Q13	pYAC4	-	LLNLP704	Iannou et al., 1994
PAC10	P1084Q13	pYAC4	-	LLNLP704	Iannou et al., 1994
PAC11	I1759Q13	pYAC4	-	LLNLP704	Iannou et al., 1994
PAC12	C09198Q13	pYAC4	-	LLNLP704	Iannou et al., 1994

* die PAC-Klone wurden über das *RessourcenZentrum/PrimärDatenbank (RZPD)*, Berlin, bezogen.

2.1.7 cDNA-Bibliotheken

Gewebe	Vektor	Wirtsstamm (*E. coli*)	Herstellungsmethode	Bezugsquelle
Testis (adult)	λ ZAP Express	XL1 Blue MRF'	oligo(dT)/*random-primed*	Stratagene #939202
Testis (adult)	λ gt11	LE392	oligo(dT)-*primed*	Clontech HL1010b

2.1.8 Patienten

Die Patienten mit Angelman-Syndrom bzw. Prader-Willi-Syndrom, bei denen ein Verdacht auf einen Imprinting-Defekt bestand, wurden entweder im Essener Institut für Humangenetik oder in kollaborierenden Laboren klinisch diagnostiziert. DNA-Proben dieser Patienten wurden im molekulargenetischen Labor des Essener Instituts weiter analysiert. Von Dr. K. Wagner und Dr. P. M. Kroisel (Institut für Medizinische Biologie und Humangenetik in Graz, Österreich) wurden dem Essener Institut DNA-Proben der Mitglieder einer Familie zugesandt, in der zwei Geschwisterkinder (Mädchen) ein Prader-Willi-Syndrom haben. Diese Proben wurden u.a. in der vorliegenden Arbeit verwendet.

2.1.9 Gewebeproben

Gewebeproben (Testisbiopsien, adult) wurden von Dr. Jürgen Neesen (Institut für Humangenetik in Göttingen) zur Verfügung gestellt.

2.2 Methoden

2.2.1 Isolierung von DNA

2.2.1.1 Präparation von genomischer DNA aus Blut

Zur Präparation von genomischer DNA aus Blut wurde das Nucleon BACC2-Kit der Firma Amersham LIFE SCIENCE verwendet. Dabei wurden 2-5 ml EDTA-Blut, das entweder frisch abgenommen war, oder bei -20 °C lagerte, mit 40 ml Reagenz A für 4 min bei RT gemischt. Die Zellkerne wurden zentrifugiert (4 min 3500 rpm) und der Überstand verworfen. Das Pellet wurde in 2 ml des Reagenz B gelöst und nach Zugabe von 500 µl Sodium-Perchlorat wurde die Lösung für 20 min bei 65 °C im Schüttelbad gemischt. Anschließend wurden 2 ml kaltes Chloroform zugegeben, der Ansatz für 10 min bei RT gemischt und für 1 min bei 3000 rpm zentrifugiert. Von der Nucleon Silica-Suspension wurden 300 µl zugegeben und für 3 min bei 3500 rpm zentrifugiert. Die Phase über der Silica-Suspensionsschicht enthielt die DNA und wurde in ein neues Gefäß überführt. Nach einer Zentrifugation (3 min bei 3500 rpm) wurde der Überstand in ein neues Röhrchen gefüllt und zur Fällung der DNA mit 4 ml 100% Ethanol versetzt. Die DNA wurde mit einer zugeschmolzenen Pasteurpipette aus dem Ansatz gefischt, in 70% Ethanol gewaschen, 15 min an der Luft getrocknet und in 300 µl TE gelöst.

2.2.1.2 Präparation von genomischer DNA aus Gewebe

Je 1 g des zu präparierenden Gewebes wurde mit 0.7 ml Lysispuffer (50 mM Tris/HCl pH 8.0, 100 mM EDTA, 0.5% SDS) und 35 µl Proteinase K (10 µg/ml) über Nacht bei 55 °C inkubiert. Nach einer Phenolextraktion wurde der Überstand in ein neues Eppendorfgefäß transferiert und mit dem gleichen Volumen Phenol-Chloroform eine Extraktion durchgeführt. Die DNA wurde über Nacht bei 4 °C gefällt (3 M NaAc, 100% Ethanol), am nächsten Tag bei 4 °C und 13000 g 10 min abzentrifugiert, getrocknet und das Pellet in H_2O gelöst.

2.2.1.3 Präparation von Hefe-DNA

Die Präparation von hochmolekularer Hefe-DNA erfolgte nach einer Methode von Carle und Ohlson (1984). 10 ml AHC-Medium wurden mit dem jeweiligen Hefestamm angeimpft und 3 Tage im Schüttelinkubator bei 30 °C und 250 rpm inkubiert. Die Hefezellen wurden bei 850 g abzentrifugiert, zweimal mit 10 ml 50 mM EDTA pH 8.0 gewaschen, in 1ml CES resuspendiert und 5 min bei Raumtemperatur stehengelassen. Nach weiterer Zugabe von 1 ml CES mit 70 mM DTT, 280 U/YLE wurden die Hefezellen 2 h bei 37 °C und 50 rpm inkubiert. Die Sphäroblasten wurden 10 min bei 850 g abzentrifugiert, in 0.7 ml frischem Lysepuffer (10 mM Tris-HCl pH 8.0, 50 mM EDTA pH 8.0, 1% Sarkosyl, 1 mg/ml Proteinase K) resuspendiert und 2 h bei 50 °C lysiert. Zum Abbau der RNA wurden 70 mg/ml RNase A und 1µl RNase T_1 zugegeben und 2 h bei 37 °C und 50 rpm inkubiert. Nach einer Extraktion mit dem gleichen Volumen Phenol-Chloroform (1:1) und zweimal mit dem gleichen Volumen Chloroform wurde die DNA mit dem 0.8fachen Volumen Isopropanol gefällt und 20 min bei 13800 g und 4 °C zentrifugiert. Das Pellet wurde mit 70% Ethanol gewaschen, getrocknet und in H_2O aufgenommen.

2.2.1.4 Präparation von Phagen-DNA

Der Wirtsstamm wurde in 5 ml LM-Medium mit 10 mM $MgSO_4$ und 0.2% Maltose angeimpft und über Nacht bei 37 °C und 200 rpm inkubiert. Die phagensensitiven Bakterien wurden 15 min bei 850 g und 4 °C pelletiert und in 0.4fachem Volumen 10 mM $MgSO_4$-Lösung resuspendiert. 250 µl der Zellen wurden mit 250 µl Ca^{2+}/Mg^{2+}-Lösung (jeweils 10 mM $CaCl_2$ und $MgCl_2$) gemischt und die Phagenmenge zugegeben (10^6-10^8 pfu). Nach Inkubation von 15 min bei 37 °C wurde das Bakterien/Phagengemisch in 250 ml LM-Medium, 10 mM $MgSO_4$, 0.2% Maltose überführt und über Nacht bei 37 °C und 200 rpm inkubiert. Am nächsten Tag wurde 1 ml Chloroform hinzugegeben und die Kultur für 10 min bei 37 °C und 275 rpm geschüttelt. Anschließend wurden die Zellen pelletiert (15 min bei 9950 g und 4 °C). Der Überstand wurde mit 15 g NaCl und 17.5 g PEG (MW 8000) gemischt, der Ansatz 1 h auf Eis inkubiert und anschließend 30 min bei 17700 g und 4 °C zentrifugiert. Das Pellet wurde in 5 ml Φ80-Puffer (100 mM Tris-HCl pH 7.4, 100 mM NaCl, 10 mM $MgSO_4$) gelöst und mit demselben Volumen Chloroform extrahiert. Die bakterielle DNA und RNA wurden durch Zugabe von 2 µg/ml DNase1, 2 mg/ml RNaseA und 40 U/ml RNaseT_1 und Inkubation über Nacht bei 37 °C abgebaut. Um die Phagenköpfe zu zerstören, wurde 1 ml SDS-Mix (2.5% SDS, 250 mM EDTA, 500 mM Tris-HCl pH 8.0) zugegeben und 10 min bei 65 °C inkubiert. Die Lösung wurde einmal mit dem gleichen Volumen Phenol, einmal mit Phenol-Chloroform (1:1) und einmal mit Chloroform extrahiert. Die Phagen-DNA wurde durch Zugabe von 220 µl 5 M NaCl und 11 ml Ethanol gefällt. Schließlich wurde die DNA mit 70% Ethanol gewaschen, pelletiert, getrocknet und in 100 µl RNase-Lösung (50 µg/ml RNaseA, 80 Units/ml RNaseT_1) aufgenommen.

2.2.1.5 Präparation von Plasmid- und PAC-DNA

Die Bakterien wurden in dem jeweiligen Flüssigmedium (Plasmide: LB-Medium mit 100 µg/ml Ampicillin; PACs: LB-Medium mit 40 µg/ml Kanamycin) über Nacht im Schüttelinkubator (New Brunswick Scientific G26) bei 37 °C und 275 rpm kultiviert. Die Präparation erfolgte bis auf wenige Modifikationen nach dem Protokoll der Firma Qiagen, das auf der Methode von Birnboim und Doly (1979) beruht. Die Zusammensetzung der Puffer 1-3 ist in den Präparationsprotokollen für die analytische Präparation und die Präparation im großen Maßstab identisch.

Für die analytische Präparation wurde eine Bakterienkolonie über Nacht in 5 ml geeignetem Medium inkubiert. 1.5 ml der ÜNK wurden 5 min bei 15000 g zentrifugiert und das Pellet wurde in 300 µl Puffer 1 (50 mM Tris-HCl pH 8.0, 10 mM EDTA pH 8.0, 100 µg/ml RNase A) aufgenommen. Nach einer Zugabe von 300 µl Puffer 2 (200 mM NaOH, 1% SDS) wurde 3 min bei RT inkubiert. Anschließend wurden 300 µl des Puffer 3 (3 M KOAc pH 5.5) zugegeben und 15 min bei 11500 g und 4°C zentrifugiert. Der Überstand wurde abgenommen, 500 µl Ethanol hinzugegeben und die DNA wurde durch Zentrifugation (20 min bei Raumtemperatur und 11500 g) pelletiert. Das Pellet wurde mit 70% Ethanol gewaschen, getrocknet und in 20 µl RNase-Lösung (50 µg/ml RNaseA, 20 Units RNAse T_1 in H_2O) aufgenommen.

Um im großen Maßstab Plasmid- bzw. PAC-DNA zu gewinnen, wurden 500 ml Medium mit 5 ml einer ÜNK angeimpft und über Nacht inkubiert. Die Zellen wurden pelletiert (10 min bei 9950 g und 4°C), in 10 ml Puffer 1 resuspendiert und 5 min bei Raumtemperatur inkubiert. Danach wurden 10 ml Puffer 2 zugegeben und 3 min bei RT inkubiert. Die Suspension wurde mit 10 ml Puffer 3 versetzt und 20 min auf Eis gestellt. Die Zellreste wurden durch Zentrifugation (20 min bei 4 °C und 17700 g) pelletiert. Der Überstand wurde abgenommen, erneut zentrifugiert (15 min bei 4 °C und 13800 g) und auf eine Qiagen 500 Ionenaustauschsäule gegeben, die zuvor mit 10 ml QBT (750 mM NaCl, 50 mM MOPS pH 7.0, 15% Ethanol, 0.15% Triton X-100) äquilibriert wurde. Die an das Säulenmaterial gebundene DNA wurde mit 30 ml QC-Puffer (1 M NaCl, 50 mM MOPS pH 7.0, 15% Ethanol) gewaschen und anschließend mit 15 ml QF-Puffer (1.25 M NaCl, 50 mM Tris-HCl pH 8.5, 15% Ethanol) eluiert. Die Fällung der DNA erfolgte durch Zugabe von 10.5 ml Ethanol und Zentrifugation (20 min bei 14000 g und RT). Die DNA wurde mit 70% Ethanol gewaschen, getrocknet und in 100 µl RNase-Lösung aufgenommen.

2.2.1.6 Bestimmung der DNA-Konzentration

Für die Bestimmung der DNA-Konzentration wurde die DNA in Wasser verdünnt und die Absorption bei 260 und 280 nm in dem Spektralphotometer Ultrospec III von Pharmacia gemessen. Die optische Dichte (OD) von 1 bei 260 nm entspricht 50 µg/ml doppelsträngiger DNA, beziehungsweise 33 µg/ml einzelsträngiger DNA. Bei proteinfreier DNA beträgt der Quotient aus der OD bei 260 nm und der OD bei 280 nm 1.8.
Alternativ wurde die DNA-Konzentration durch Auftragung eines Aliquots neben 12 µl λ*Hin*dIII-Größenstandard auf einem Agarosegel und anschließendem Vergleich der Intensitäten der Banden abgeschätzt. Dabei entsprach das 23 kb große Fragment des λ*Hin*dIII-Größenstandards einer DNA-Menge von 150 ng.

2.2.2 Präparation von RNA aus Gewebe

Die Extraktion der Gesamt-RNA aus Gewebe erfolgte nach einer Methode von Chomczynski und Sacchi (1987) durch kombinierte Anwendung von Guanidiniumisothiocyanat und Phenol-Chloroform-Extraktion. Das Gewebematerial wurde im eisgekühlten Dounce-Homogenisator mit 1 ml Denaturierungslösung (4 M Guanidiniumisothiocyanat, 25 mM Na-Citrat pH 7.0, 0.5 % (w/v) Sarcosyl (N-Lauroylsarcosinat-Na-Salz, 0.1 M 2-Mercaptoethanol) homogenisiert und nach Überführen in ein Zentrifugenröhrchen nacheinander mit folgenden Lösungen versetzt und gut gemischt: 0.1 ml 2 M NaOAc pH 4.0, 1 ml wassergesättigtes Phenol, 0.2 ml Chloroform/Isoamylalkohol (49:1). Das Homogenisat wurde für 15 min auf Eis gekühlt und danach 20 min bei 4°C und 10000 g zentrifugiert. Nach Übertragung der wässrigen Phase in ein neues Zentrifugenröhrchen wurde die RNA mit 1 ml Isopropanol gemischt, 1 h bei -20 °C stehengelassen und anschließend 20 min bei 4 °C und 10000 g pelletiert. Das Pellet wurde in 0.3 ml Denaturierungslösung resuspendiert und in ein neues Eppendorfgefäß überführt. Nach erneuter Fällung mit gleichem Volumen Isopropanol wurde das Pellet mit 70% Ethanol gewaschen, kurz getrocknet und in 200 ml H_2O gelöst.

2.2.3 Restriktionsspaltung von DNA

Pro Restriktionsspaltung wurden 2 µg hochmolekulare DNA (genomische DNA, Hefe-, PAC- und Phagen-DNA) beziehungsweise 0.8 µg Plasmid-DNA eingesetzt. Die DNA wurde mit 10 bis 20 Units des jeweiligen Restriktionsenzyms und dem erforderlichen Restriktionspuffer in einem Reaktionsvolumen von 20 µl gemischt. Durch Zugabe von 0.1 µg/µl BSA wurden die Restriktionsenzyme stabilisiert. Die Restriktion von genomischer DNA und Hefe-DNA erfolgte für mindestens 6 h bei der empfohlenen Imkubationstemperatur des Enzyms; PAC-, Phagen- und Plasmid-DNA wurden für 1 bis 2 h inkubiert. Beim Schneiden der DNA durch zwei verschiedene Restriktionsenzyme mußte jeweils die optimale Salzkonzentration berücksichtigt werden: Zuerst wurde mit dem Enzym geschnitten, das eine niedrigere Salzkonzentration benötigte, anschließend wurde die höhere Salzkonzentration in einem Reaktionsvolumen von 40 µl eingestellt, und das zweite Enzym zugegeben.

2.2.4 Gelelektrophorese

Doppelsträngige DNA-Fragmente wurden in Abhängigkeit ihrer Größe in einem 0.5%igen bis 2%igen Agarosegel aufgetrennt. Die Agarose wurde in 1xTAE-Puffer gelöst und mit 0.5 µg/ml Ethidiumbromid versetzt. Als Laufpuffer diente 1xTAE-Puffer mit 0.5 µg/ml Ethidiumbromid. Die Elektrophoresekammern stammten von der Firma BRL, Modelle H5 und H6. Die restringierte DNA wurde mit 1/10 Volumen 10x Ladepuffer versetzt und aufgetragen. Phagen-DNA wurde vor dem Auftragen 10 min bei 65 °C inkubiert, um Konkatemere zu zerstören. Pro Spur wurden 20 bis 40 µl DNA-Lösung bei 50 bis 100 Volt aufgetrennt. Als Größenstandard dienten die 1 kb Leiter (GibcoBRL), *Msp*I-gespaltene pUC19 DNA (MBI) und *Hin*dIII-geschnittene Lambda-DNA (Boehringer). Die Gele wurden auf einem Transilluminator unter UV-Licht (302 nm) mit einer Belichtungszeit von 1 sec und der Blende von 5.6 fotografiert (Polaroidfilme Typ 552 oder 572).

2.2.5 Pulsfeldgelelektrophorese

Die Auftrennung von hochmolekularen DNA-Fragmenten mit einer Größe von 20 bis 2000 kb erfolgte mit dem „*TAFE System Geneline I*" der Firma Beckman. Für die Pulsfeldgelelektrophorese wurde die aufzutrennende DNA mit 1.5% LMP-Agarose (Beckman) in 125 mM EDTA pH 8.0 vermengt, das Gemisch in Blöckchenformer gegossen und 30 min bei 4°C stehengelassen. Die Restriktionsspaltung der in Agarose eingebetteten DNA erfolgte nach Äquilibrierung in einem 5fachen Volumen des jeweiligen Restriktionspuffers und anschließender Inkubation in einem Volumen von 160 µl mit 20 Units des jeweiligen Restriktionsenzyms über Nacht. Die Agarose-Blöckchen wurden am nächsten Tag in die Geltaschen eines 1%igen Agarosegels (1xTAFE-Puffer) gesetzt und die Elektrophorese bei 15°C in 1xTAFE-Puffer durchgeführt. Je nach der gewünschten Auflösung wurden folgende Elektrophoresebedingungen gewählt:

Auftrennung von 200 bis 1200 kb: 1h, 4 sec Puls, 170 mA + 22 h, 50 sec Puls, 150 mA.
Auftrennung von 100 bis 600 kb: 1h, 4 sec Puls, 170 mA + 22 h, 25 sec Puls, 150 mA.
Auftrennung von 20 bis 250 kb: 1h, 4 sec Puls, 170 mA + 18 h, 10 sec Puls, 150 mA.

Als Größenstandards dienten Lambda-Konkatemere. Diese wurden wie folgt hergestellt: 1 µg Phagen-DNA wurde in 16.4 µl TE gelöst, mit 16.4 µl 2%iger LMP-Agarose von Beckman bei 50°C vermischt, in Blöckchen gegossen, in 4 ml TE, 100 mM NaCl aufgenommen und 2 bis 3 Tage bei Raumtemperatur inkubiert. Die DNA wurde nach der Elektrophorese im Gel gefärbt (20 min 1xTAFE-Puffer, 1 µg/ml Ethidiumbromid und anschließend 45 min in H_2O). Das Gel wurde fotografiert (s.o.) und die DNA 15 min in 0.2 N HCl depuriniert, wodurch der Transfer der hochmolekularen DNA auf die Nylonmembran erleichtert wird. Das TAFE-Gel wurde für 60 min denaturiert und geblottet (2.2.8.1).

2.2.6 Aufreinigung von DNA-Fragmenten

DNA-Fragmente, die aus einer Restriktionsspaltung oder PCR stammten, wurden für die Sequenzierung und Subklonierung von unspezifischen DNA-Fragmenten, Nukleotiden, Primern, Proteinen und sonstigen Verunreinigungen befreit. Die Aufreinigung erfolgte nach einer der folgenden Methoden.

2.2.6.1 Glasmilch-Methode

Die Glasmilch-Methode (Vogelstein und Gillespie, 1979) wurde mit dem „Geneclean-Kit" der Firma USB durchgeführt. Nach Restriktionsspaltung wurde der Ansatz auf einem LMP-Agarosegel aufgetragen und die gewünschten Fragmente ausgeschnitten. Das jeweilige Agarosestück wurde mit dem dreifachen Volumen 6 M NaJ vermischt und 5 min bei 50°C geschmolzen. Von der Glasmilch wurden 5 µl zu höchstens 5 µg DNA gegeben. Der Ansatz wurde kräftig gemischt und 5 min auf Eis inkubiert. Dabei bindet die DNA an die Glasmilch. Nach Zentrifugation (30 sec bei 15000 g) wurde das Pellet dreimal mit eiskaltem NEW-Puffer (10 mM Tris-HCl pH 7.2, 100 mM NaCl, 1 mM EDTA, 50% Ethanol) gewaschen und anschließend in 20 µl H_2O aufgenommen.

2.2.6.2 Millipore-Methode

Zur Aufreinigung von DNA-Fragmenten aus einem Agarosegel wurden diese zunächst ausgeschnitten, in ein Filtergefäß „Ultrafree-MC 0.45 µm" der Firma Millipore überführt. Die DNA-Fragmente wurden mindestens 1 h bei -70°C inkubiert, 20 min bei 37°C aufgetaut und 20 min bei 5600 g zentrifugiert. Nach Zugabe von 50 µl H_20 wurde erneut 20 min bei 5600 g zentrifugiert. Die Agarose verblieb im Filter, und die DNA-Fragmente gelangen ins Filtrat und konnten für Subklonierungen eingesetzt werden.

2.2.6.3 Microcon-Methode

Zur Aufreinigung von PCR-Produkten für Sequenzierreaktionen wurde das Volumen der PCR-Reaktion mit H_2O auf 500 µl erhöht und in einen Filtereinsatz eines „Microcon-100 Mikrokonzentrators" (Amicon) pipettiert. Nach Zentrifugation (15 min bei 500 g) wurde das Eluat, das Salze, Primer und Nukleotide enthält, verworfen, 500 µl H_2O zugegeben und wieder zentrifugiert. Dieser Vorgang wurde noch zweimal wiederholt. Der Filtereinsatz wurde umgedreht, in ein neues Gefäß überführt und 2 min bei 500 g zentrifugiert. Danach liegen die DNA-Fragmente in einem Volumen von ca. 20 µl vor.

2.2.7 Subklonierung von DNA-Fragmenten

2.2.7.1. Vektor-DNA

Bei der Subklonierung von DNA-Fragmente, die durch Restriktionsspaltung gewonnen wurden, dienten die Plasmide pT7/T3 (Pharmacia) oder pBluescript (pKS^+, Stratagene) als Vektoren. Bei einer symmetrischen Klonierung wurde der Vektor mit dem gewünschten Restriktionsenzym gespalten und anschließend, um die Religation des Vektors zu vermeiden, an den 5′-Enden mittels alkalischer Phosphatase (*Calf Intestine Phosphatase* (CIP), Boehringer) dephosphoryliert. Die Vektor-DNA wurde durch Phenol-Chloroform-Extraktion gereinigt, mit 100% Ethanol gefällt, in 90 µl 10 mM Tris-HCl pH 8.3 und 10 µl 10x CIP-Puffer (500 mM Tris-HCl pH 8.5, 1 mM EDTA) aufgenommen und 1 Unit CIP pro pmol Vektorenden zugegeben. Dieser Ansatz wurde 30 min bei 37°C sowie 15 min bei 65°C inkubiert. Nach Zugabe von 30 µl H_2O, 8 µl STE (100 mM NaCl, 10 mM Tris-HCl pH 8, 1 mM EDTA) und 4 µl 10%igem SDS wurde 15 min bei 68°C inkubiert und die Vektor-DNA anschließend durch Phenol-Chloroform-Extraktion und Ethanolfällung gereinigt.

Zur Subklonierung von PCR-Produkten wurde ein Vektor generiert, der an seinen 3'-Enden ein überhängendes ddT enthält (ddT-Vektor). Die *Taq*-Polymerase hängt bei der PCR-Reaktion unspezifisch einzelne dATPs an das 3'-Ende von Produkten an. Diese können daher in den ddT-Vektor kloniert werden. In einer Methode von Holton und Graham (1991) wurden zur Herstellung des Vektors 6 µg pBluescript mit *Eco*RV geschnitten, das Enzym hitzeinaktiviert, die DNA gefällt und mit 100 Units Terminaler Transferase in 40 µl 25 mM Tris-HCl pH 6.6, 200 mM KCacodylat, 250 µg/ml BSA, 1.5 mM $CoCl_2$, 10 µM ddTTP 1 h bei 37°C inkubiert. Die Reaktionslösungen stammten aus dem „Terminale Transferase Kit“ (Boehringer). Anschließend wurde der Vektor mit Hilfe von Glasmilch aufgereingt.

Für eine gerichtete Klonierung wurde die Vektor-DNA mit zwei gewünschten Restriktionsenzymen geschnitten. Die Aufreinigung von Vektor-DNA bzw. den zu klonierenden DNA-Fragmenten erfolgte mit Hilfe der Glasmilch-, Millipore- oder Microcon-Methode (2.2.6.1, 2.2.6.2, 2.2.6.3).

2.2.7.2 Insert-DNA

Die DNA-Fragmente, die für die Subklonierung eingesetzt wurden, wurden mit Hilfe der Millipore- (2.2.6.1) oder der Microcon-Methode (2.2.6.2) aufgereinigt.

2.2.7.3 Ligation

Bei der symmetrischen Klonierung wurden 10 ng Vektor-DNA und der 100fache molare Überschuß an Insert-DNA eingesetzt. Bei einer gerichteten Klonierung reicht ein dreifacher molarer Überschuß an Insert-DNA aus. Die Ligationen wurden mit 5 Units T_4-DNA-Ligase in 20 µl 1 x Ligasepuffer (20 mM Tris-HCl pH 7.5, 10 mM $MgCl_2$, 10 mM DTT, 1 mM ATP) angesetzt und über Nacht bei 16 °C inkubiert.

2.2.7.4 Herstellung und Transformation kompetenter Bakterien

Bakterienzellen, die DNA aus der sie umgebenden Lösung aufnehmen können (kompetente Zellen), wurden nach einem leicht modifizierten Protokoll der Rubidiumchlorid-Methode (Maniatis et al., 1982) gewonnen. Eine Bakterienkolonie des *E. coli*-Stammes DH5α wurde in 10 ml φa-Medium (für 1 Liter: 5 g Hefe-Extrakt, 20 g Trypton, 5 g $MgSO_4$, pH 7.6 [mit KOH]) bei 37 °C und 250 rpm inkubiert, bis die Kultur eine OD_{550} von 0.3 erreicht hatte. Von der Kultur wurden 5 ml in 100 ml φa-Medium überführt und bei 37 °C inkubiert. Bei Erreichen eines OD_{550}-Wertes von 0.48 wurden je 25 ml der Kultur in vorgekühlte 50 ml Falcon-Röhrchen überführt, die Zellen für 15 min bei 1250 g und 4 °C abzentrifugiert und das Pellet vorsichtig in 10 ml kaltem TbfI-Puffer (30 mM KOAc, 100 mM RbCl, 10 mM $CaCl_2$, 50 mM $MnCl_2$, 15% Glyzerin, pH 5.8 [mit 0.2 M HAc]) resuspendiert. Nach einer Inkubation von 90 min auf Eis wurden die Zellen 15 min bei 1250 g und 4 °C zentrifugiert und in 1 ml kaltem TfbII-Puffer (10 mM MOPS, 75 mM $CaCl_2$, 10 mM $RbCl_2$, 15% Glyzerin, pH 6.5 [mit KOH]) gelöst. Die Bakteriensuspension wurde mit vorgekühlten Pipettenspitzen in 100 µl-Aliquots in eiskalte Eppendorfgefäße gegeben, in einem Ethanol/Trockeneisbad schockgefroren und bis zur Verwendung bei -70 °C gelagert.

Für eine Transformation wurden 50 µl der kompetenten DH5α-Zellen mit 4-5 µl Ligationsansatz gemischt und 30 min auf Eis inkubiert. Nach einem Hitzeschock (2 min bei 42 °C) wurde der Ansatz kurz auf Eis gestellt, mit 450 µl LB-Medium gemischt und 1 h bei 37 °C und 225 rpm inkubiert. Danach wurden je 50 µl, 150 µl und 300 µl der Kultur auf LB-Indikatorplatten (100 µg/ml Ampicillin, 40 µg/ml X-Gal) verteilt, die eine Blau/Weiß-Selektion nach Sambrook et al. (1989) ermöglichen. Nach Inkubation der Platten über Nacht bei 37 °C waren weiße (mit Insertion von DNA in den Vektor) und blaue Kolonien (ohne Insertion von DNA in den Vektor) sichtbar. Von den weißen Kolonien wurde die DNA präpariert (2.2.1.5), mit geeigneten Restriktionsenzymen gespalten und mittels Gelelektrophorese aufgetrennt. Von den rekombinanten Klonen wurden Stammkulturen (500 µl der ÜNK mit 500 µl sterilem Glyzerin) angelegt und bei -70 °C gelagert.

2.2.8 Southern-Blot-Analyse

2.2.8.1 Southern-Blot

Um DNA aus einem Agarosegel auf eine Nylonmembran zu transferieren, wurde das Gel zur Denaturierung der DNA 30 min in Denaturierungslösung (0.25 M NaOH, 0.6 M NaCl) geschwenkt. Die einzelsträngige DNA wurde nach der Methode von Southern (1975) auf eine Nylonmembran (Biodyne A, Pall) übertragen. Dazu wurde das Gel auf zwei Lagen 10 x SSC-getränkten Filterpapiers (3MM, Whatman) gelegt, deren überhängende Enden in ein Pufferreservoir von 500 ml 10x SSC eintauchten. Auf das Gel wurde eine in 2 x SSC getränkte Nylonmembran gelegt und darauf zwei in 2x SSC getränkte Filterpapiere sowie ein Stapel saugfähiges Zellstoffpapier. Die Konstruktion wurde mit einem Gewicht beschwert. Am nächsten Tag wurde die Nylonmembran kurz in 2 x SSC geschwenkt, getrocknet und die DNA durch UV-Bestrahlung von 5 min bei 302 nm auf der Membran fixiert.

2.2.8.2 Radioaktive Markierung von DNA

Die DNA, die als Sonde für eine radioaktive Hybridisierung verwendet werden sollte, wurde mit der *random-oligo-priming*-Methode von Feinberg und Vogelstein (1983, 1984) markiert. Bei dieser Methode werden Hexanukleotide mit allen möglichen Nukleotidsequenzen (*random oligos*) als Primer für die Klenow-Polymerase eingesetzt. Letztere synthetisiert an der einzelsträngigen DNA-Sonde den komplementären Strang und baut dabei radioaktive Nukleotide ein. Die DNA wurde auf eine Konzentration von 1 ng/µl mit H_2O verdünnt und 15 ng der Sonde wurden mit 5 µl OLB (*Oligo Labelling Buffer*) vermischt, 5 min gekocht, auf Eis gestellt und 1 Unit Klenow-Polymerase sowie 25 µCi

[$\alpha^{32}P$]dCTP [10 µCi/µl] zugegeben. Die Reaktion wurde entweder 4 h bei 37 °C oder über Nacht bei RT inkubiert. Anschließend wurden die nicht eingebauten Nukleotide mittels Dialyse von der radioaktiven Sonde getrennt. Dazu wurde der Ansatz mit 25 µl 10 mM EDTA vermischt, auf Mikrofilter einer Porengröße von 0.5 µm pipettiert und 30 min gegen H_2O dialysiert. Anschließend wurde die Sonde abgenommen, der Filter mit 50 µl 10 mM EDTA gewaschen und der radioaktive Einbau durch Messung eines 5 µl-Aliquots im Szintillationszähler (nach Cerenkov) gemessen.

OLB:	50 µl Lösung A + 125 µl Lösung B + 75 µl Lösung C
Lösung A:	0.5 ml 1.25 M Tris-HCl pH 8.0, 0.125 M $MgCl_2$ + 9 µl ß-Mercaptoethanol + je 2.5 µl 0.1 M dATP, dGTP, dCTP
Lösung B:	0.2 M HEPES pH 6.6
Lösung C:	50 OD $pd(N)_6$ (Pharmacia) + 550 µl TE

2.2.8.3 Hybridisierung

Der Southern-Blot (2.2.8.1) wurde in einem 50 ml-Falconröhrchen mit 4 ml Hybridisierungslösung (4 x SSPE, 6% PEG M_r 15000-20000 SIGMA P2263, 2 x Denhardts-Lösung, 0.5% SDS, 100 µg/ml denaturierte Lachssperma-DNA) für 2 h bei 65°C im Rotationsofen (Firma Bachofer) inkubiert. Danach wurden von der hitzedenaturierten Sonde 0.5 x 10^6 bis 1.5 x 10^6 cpm pro ml Hybridisierungslösung zugegeben und der Southern-Blot über Nacht im Rotationsofen bei 65 °C hybridisiert. Am nächsten Tag wurde der Southern-Blot viermal bei RT mit 2 x SSC, 0.1% SDS gewaschen. Die Stringenz der anschließenden Waschschritte richtete sich nach dem Hybridisierungsverhalten der radioaktiven Sonde (ca. 30 min bei 65 °C mit 2xSSC bzw. 0.1% SDS bis 0.1 x SSC bzw. 0.1% SDS). Zur Wiederverwendung eines hybridisierten Southern-Blot wurde die radioaktiv markierte Sonde durch Inkubation für 30 min in kochender 0.1% SDS-Lösung abgewaschen, der Blot getrocknet, in Frischhaltefolie verpackt und bei 4 °C gelagert.

2.2.8.4 Autoradiographie

Nach einer Hybridisierung wurden die gewaschenen Southern-Blots kurz getrocknet, auf eine Plastikunterlage gelegt, in Frischhaltefolie gepackt und in eine Filmkassette mit Verstärkerfolie (Dupont Cronex lightning plus) gelegt. Die verwendeten Röntgenfilme

(Fuji Xray RX) wurden vorgeblitzt und auf die Southern-Blots gelegt. Die Exposition erfolgte je nach Signalstärke für 1 h bis 14 Tage bei -70°C.

2.2.9 Northern-Blot-Analyse

Die verwendeten Northern-Blots wurden bei der Firma CLONTECH bezogen (*Human Multiple Tissue Northern Blot* I und II, *Human Fetal Multiple Tissue Northern Blot* II). Die Hybridisierung erfolgte mit 1.5 x 10^6 bis 3 x 10^6 cpm der hitzedenaturierten Sonde und einer Hybridisierungslösung aus 5 x SSPE, 10 x Denhardts-Lösung, 2% SDS, 100 µg/ml denaturierter Lachssperma-DNA und 50% deionisiertem Formamid. Die Northern-Blots wurden zunächst bei RT gewaschen und danach, wie die Southern-Blots, je nach der verwendeten Sonde 30-45 min bei 50 °C im Schüttelwasserbad gewaschen (2 x SSC, 0.1% SDS). Die Expositionszeiten betrugen 1 h (ß-Aktin) bzw. 24 h (hp1).

2.2.10 Subklonierung eines YACs in Phagen

2.2.10.1 Partieller *Sau*3A-Verdau und Größenfraktionierung

Die DNA einer Hefezellinie, die den YAC 326F6 enthielt, wurde präpariert und 50 µg der DNA in einem Endvolumen von 500 µl mit 1 Unit *Sau*3A etwa 10 min bei 37 °C partiell gespalten. Das Enzym wurde anschließend für 10 min bei 65 °C inaktiviert. Die Restriktion wurde durch die Auftrennung von einem Aliquot des Ansatzes von 2 µl auf einem 0.5%igen Agarosegel kontrolliert. Die Restriktionsspaltung wurde sooft wiederholt, bis der größte Teil der Hefe-DNA in 15 bis 25 kb großen Fragmenten vorlag. Der Ansatz wurde zweimal mit Phenol und einmal mit Chloroform extrahiert, die DNA mit 100% Ethanol gefällt, gewaschen, getrocknet und in 400 µl H_2O resuspendiert. Um die Bildung von Konkatemeren zu verhindern, wurde die Lösung 5 min auf 65 °C erwärmt, kurz abgekühlt und auf Eis gestellt. Mit einem Gradientenmischer wurden vier 10-40%ige Saccharosegradienten aus einer frisch angesetzten 10%igen sowie 40%igen Saccharoselösung (1 M NaCl, 20 mM Tris-HCl pH 8.0, 5 mM EDTA, 10% bzw. 40% Saccharose) in 11 ml PA-Röhrchen (Beckman) gegossen. Auf zwei der Gradienten wurden je 200 µl Hefe-DNA aufgetragen und die beiden anderen Gradienten wurden als Gegengewichte verwendet. Die Röhrchen wurden in der Ultrazentrifuge L7.55 (Beckman) 16 h bei 20 °C und 29000 rpm in einem S41-Rotor zentrifugiert und anschließend vorsichtig in einen Ständer gespannt. In den Boden des Röhrchens wurde mit einer feinen Nadel ein Loch gestochen und jeweils 250 µl der Lösung in einer Fraktion gesammelt. Ein Aliquot (10 µl) der einzelnen Fraktionen wurde mit 10 µl 1 x Ladepuffer vermischt und auf einem 0.5%igen Agarosegel aufgetrennt. 10 µl des λ*Hind*III-Größenstandards wurden mit 10 µl 40%iger Saccharoselösung vermischt und zum Größenvergleich aufgetragen. Fraktionen, die DNA-Fragmente der gewünschten Größe (15-20 kb) enthielten, wurden mit einem Volumen H_2O vermischt. Dadurch sollte verhindert werden, daß neben der DNA auch die Saccharose bei der anschließenden Zugabe von 1 ml 100% Ethanol ausfällt. Der Ansatz wurde 30 min bei 15000 g und 4 °C zentrifugiert. Das DNA-Pellet einer Fraktion wurde mit 70% Ethanol gewaschen, getrocknet und in 7.5 µl TE resuspendiert (Konzentration ca. 0.5 µg/ml).

2.2.10.2 Klonierung in Lambda Dash II-Phagen

Zur Ligation der 15-20 kb großen Hefe-DNA Fragmente an *Bam*HI-geschnittene Lambda Dash II-Arme wurde der „Lambda Dash II/*Bam*HI *Cloning Kit*" von Stratagene verwendet. Dabei wurde 1 µl (0.5 µg) der DNA-Fragmente mit 1 µl (1 µg) der Lambda Dash II-Arme, die mit *Bam*HI geschnitten waren, mit 2 Units T_4-DNA-Ligase (5 Units/µl) gemischt und in einem Endvolumen von 5 µl 1 x Ligasepuffer über Nacht bei 16 °C ligiert. Am nächsten Tag wurde das Enzym 10 min bei 65 °C inaktiviert. Die Kontrolle der Ligation erfolgte durch Auftrennung von 0.5 µl des Ligationsansatzes auf einem 0.5%igen Agarosegel. Von dem Ligationsansatz wurden 4 µl (etwa 1.2 µg DNA) mit dem „Gigapack II Gold *Packaging Extract*" von Stratagene nach Angaben des Herstellers in Phagenköpfe verpackt. Nach Zugabe von 250 µl SM-Puffer (100 mM NaCl, 10 mM $MgCl_2$, 50 mM Tris-HCl pH 7.5) und 20 µl Chloroform wurde der Ansatz bei 4 °C gelagert. Das Endvolumen der Reaktion betrug 290 µl.

2.2.10.3 Bestimmung des Phagentiters

Zur Bestimmung des Phagentiters wurde von einem Aliquot der Phagenbibliothek eine Verdünnungsreihe von 10^{-1} bis 10^{-7} hergestellt. Der Wirtsstamm XL1-Blue MRA (P2) wurde wie unter 2.2.1.4 beschrieben für eine Phageninfektion vorbereitet, und je 10 µl einer Verdünnung wurden mit 100 µl der phagensensitiven Zellensuspension 15 min bei 37 °C inkubiert. Nach Zugabe von 4 ml 50 °C warmem Softtop (NZY-Medium, 0.7% Agarose) wurden die Gemische auf kleinen NZY-Platten verteilt und diese über Nacht bei

37 °C inkubiert. Die Anzahl der *plaque forming units* (*pfu*) wurde am nächsten Tag gezählt und der Titer (pfu/µl) bestimmt.

2.2.10.4 Ausplattieren, Filterabzüge und Hybridisierung der Phagenbibliothek

Aus der Phagenbibliothek wurdem insgesamt 10.000 Phagenklone auf insgesamt fünf 300 ml NZY-Platten ausplattiert. Dabei wurde pro Platte 1 ml der phagensensitiven XL1-Blue MRA (P2)-Bakterienzellen mit 2000 pfu Phagen vermischt, 15 min bei 37 °C inkubiert, 40 ml 50 °C warmer Softtop hinzugegeben und das Gemisch auf der vorgewärmten Platte verteilt. Nach der Inkubation über Nacht bei 37 °C wurden die Platten mindestens 3 h bei 4 °C gekühlt, um den Agar für das Abziehen der Filter möglichst hart werden zu lassen. Auf jede der gekühlten Platten wurden 4 Nylonfilter (Biodyn A, Pall) der Größe 10.5 x 10.5 cm aufgelegt. Diese wurden mit einer tintegetränkten Kanüle durchstochen, um die Position der Filter auf den Platten zu markieren. Der erste Filtersatz wurde nach 2 min abgezogen, und nacheinander je 5 min auf Filterpapier (Whatman, 3MM) gelegt, das mit Denaturierungslösung (1.5 M NaCl, 0.5 M NaOH) bzw. Neutralisierungslösung (1.5 M NaCl, 0.5 M Tris-HCl pH 7.0) getränkt war. Es wurden drei weitere Filtersätze abgezogen, die jeweils für 3, 4 und 5 min auf die Platten gelegt wurden. Die Filter wurden mit 3 x SSC gewaschen, um anhaftende Bakterien und Agarosereste zu entfernen, anschließend getrocknet und zur Fixierung der DNA für 2 h bei 80 °C gebacken. Die Hybridisierung der Filterabzüge der Phagenbibliothek erfolgte wie in 2.2.8.3 beschrieben, allerdings enthielt die Hybridisierungslösung kein PEG und aufgrund der Größe der Filter wurde in Haushaltsdosen aus Kunststoff hybridisiert. Vor der Prähybridisierung wurden die Filter 1 h mit 4 x SSC, 0.5% SDS bei 65 °C im Schüttelwasserbad gewaschen, um etwaige Agarosereste abzuwaschen. Je nach Anzahl der zu hybridisierenden Filter wurden zwischen 100 und 300 ml Hybridisierungslösung verwendet und die entsprechende Menge an radioaktiv markierter Sonde. Die Autoradiogramme wurden mit den NZY-Platten verglichen und die Plaques, die ein positives Hybridisierungssignal zeigten, wurden identifiziert und mit einer Pasteurpipette ausgestochen. Das Agarosestück wurde in 1 ml SM, 10 µl Chloroform überführt und bei 4 °C gelagert. Lagen die Plaques nicht sichtbar einzeln vor, wurden Verdünnungen der Phagensuspension auf 25 ml NZY-Platten ausplattiert, neue Filterabzüge (Rundfilter Biodyn A, Pall) hergestellt und mit derselben Sonde hybridisiert. Die positiven vereinzelten Plaques wurden anschließend isoliert.

Zur langfristigen Lagerung der vereinzelten Phagen wurden Stammkulturen hergestellt. Dabei wurden mit 20 µl der Phagensuspension 100 µl des Bakterienstammes XL1-Blue MRA vermengt und 15 min bei 37 °C inkubiert. Anschließend wurden 5 ml LM-Medium mit 10 mM $MgSO_4$ und 0.2% Maltose zugegeben und das Gemisch über Nacht bei 250 rpm und 37 °C inkubiert. Am nächsten Tag wurden 20 µl Chloroform zugegeben, die Kultur 10 min geschüttelt (275 rpm) und die Bakterien 15 min bei 850 g pelletiert. 1 ml des Überstandes wurde mit 50 µl Chloroform vermischt und bei 4 °C gelagert.

2.2.10.5 Geordnetes Ausplattieren von Phagenklonen

Etwa 100 µl einer phagensensitiven Bakteriensuspension des Wirtsstamms (XL1-Blue MRA) wurden mit 4 ml Softtop vermischt und auf kleine NZY-Platten verteilt. Aus den Phagen-Stammkulturen wurden Phagen mit einem Zahnstocher auf die Platte übertragen. So wurden etwa 60 verschiedene Phagen auf eine NZY-Platte geordnet übertragen. Nach der Inkubation über Nacht bei 37 °C waren Phagenplaques auf dem Bakterienrasen sichtbar. Von den Platten wurden jeweils vier Filterabzüge hergestellt (2.2.10.4) und diese für weitere Hybridisierungen verwendet.

2.2.11 cDNA-Bibliotheken

Im Verlauf dieser Arbeit wurden zwei cDNA-Bibliotheken aus menschlichem adultem Testis der Firma Stratagene bzw. Clontech verwendet. Die Stratagene-cDNA-Bibliothek enthält den Vektor Lambda ZAP Express und der Wirtsstamm war XL1-Blue MRF'. In der cDNA-Bibliothek von Clontech liegen die cDNA-Inserts in dem Phagenvektor λgt11 vor und als Wirtsstamm wurde LE392 verwendet. Das Vorgehen entsprach der für die Phagenbibliothek in 2.2.10.4. beschriebenen Methode.

2.2.12 Sequenzierung von DNA

Die Sequenzierung von PCR-Produkten, Plasmid-DNA und PAC-DNA wurden von Stephanie Groß an dem „A377 Sequencer" der Firma Applied Biosystems (ABI) durchgeführt. Dabei wurden fluoreszenzmarkierte Terminatoren im *Prism™ Bigdye™ TerminatorCycle Sequencing ReadyReactionKit* von ABI nach den Angaben des Herstellers verwendet. Plasmid-Inserts wurden mit den jeweiligen vektorspezifischen Primern M13 *sequencing* 17mer, M13 *reverse* 17mer, M13 *reverse* 24mer (Boehringer); T3 17mer und T7 17mer (Stratagene) bei einer Annealing-Temperatur von 45 °C sequenziert. PAC-Inserts wurden mit den vektorsepzifischen Primern *nested* T7 (5'-CGGTCGAGC TTGACATTGTAG-3') bzw. *remote* SP6 (5'-GTGGCTTGTTTTACAATTTTTTTG-3') ansequenziert. Interne Sequenzen wurden mittels spezifischen Primern gewonnen (2.2.15). Die Sequenzanalyse erfolgte mit dem Sequenzanalyseprogramm MICROGENIE Version 7.0 (Beckman) und mit dem Programm *Lasergene* (DNAStar). Die Sequenzähnlichkeiten wurden mit der „Jotun Hein-Methode" (*Lasergene*, DNAStar) bestimmt. Die Suche nach Sequenzhomologien erfolgte in DNA- und Proteindatenbanken (EMBL-*GenBank*, *dbEST*, SwissProt).

2.2.13 Allel-spezifische Genexpressionsanalyse

Die Genotypisierung der DNA aus Gewebeproben mit den identifizierten Nukleotid-polymorphismen wurde von Stephanie Groß durchgeführt. Dabei wurden PCR-Analysen mit spezifischen Primern (2.2.15) und fluoreszenzmarkierten dNTPs nach Angaben des Herstellers (Applied Biosystems, ABI) durchgeführt und die PCR-Produkte mit dem „A310 Genetic Analyzer" und der *GeneScan*^{TM} *analysis* 2.0.2 *software* sowie dem Programm *Genotyper* 2.0 von ABI analysiert.
Aus den zu untersuchenden Gewebeproben wurde Gesamt-RNA präpariert (2.2.2) und die jeweiligen Nukleotidpolymorphismen mit spezifischen Primern in einer RT-PCR-Reaktion (2.2.14.1) amplifiziert. Ein Aliquot der PCR-Produkte wurde erneut mit fluoreszenz-markierten dNTPs amplifiziert und analysiert.

2.2.14 DNA-Amplifikation durch Polymerase-Ketten-Reaktion (PCR)

Die Polymerase-Ketten-Reaktion (*polymerase chain reaction*, PCR) (Saiki et al., 1985) wird für die Vervielfältigung (Amplifikation) von spezifischen DNA-Fragmenten eingesetzt. Ausgehend von einer geringen Menge an DNA können hohe Konzentrationen der Ziel-DNA produziert werden. Die Reaktionen wurden mit Hilfe der thermostabilen *AmpliTaq*-Polymerase von Perkin Elmer in dem „PCR 9600 System" oder „PCR 2400 System" derselben Firma durchgeführt. Aufgrund der unterschiedlichen Komplexität wurden von genomischer DNA 100 ng, von Hefe-DNA 50 ng und von Phagen- und Plasmid-DNA je 1 pg in einer 50 µl-Reaktion eingesetzt. Der Reaktionsansatz enthielt außerdem 2.5 Units *AmpliTaq*-Polymerase, je 0.2 bis 1 µM Primer, 200 µM dNTPs und 1 x Reaktionspuffer (50 mM KCl, 10 mM Tris-HCl pH 8.3, 1.5 mM $MgCl_2$, 0.001% Gelatine).

Die Reaktionszeiten waren wie folgt: Nach einer initialen Denaturierung von 5 min bei 94 °C folgten 35 Zyklen aus je 15 sec Denaturierung bei 95 °C, 15 sec Annealing und 30 sec Elongation bei 72 °C und anschließend eine verlängerte Syntheseperiode von 7 min bei 72 °C. Die Annealingtemperatur richtete sich nach der Zusammensetzung der in einer PCR-Reaktion kombinierten Primer.

Tabelle 2.2: Spezifische Primer und Annealingtemperaturen der einzelnen PCR-Produkte

Produkt	Größe	Primer 1	Primer 2	Annealingtemperatur
hp1	716 bp	pen22	pen23	58 °C
hp2	610 bp	pen26	pen27r	58 °C
hp3	568 bp	pen42	pen46r	58 °C
hp4	423 bp	pen311b	pen63r	58 °C
PWCFOD800	815 bp	PWCFOD1	PWCFOD2	58 °C
PWCFOB800	760 bp	PWCFOB1	PWCFOB2	58 °C
PET7	306 bp	P1net7	P1net7r	56 °C
PESp6	222 bp	P1resp6	P1resp6r	56 °C
u1B*(BD1B*)	319 bp	BDEX1VR	BDEX1VS	56 °C
pen13r	375 bp	pen13	pen13r	56 °C
L48.3Ip1p2	435 bp	L48.3Ip1	L49.3Ip2	56 °C

2.2.14.1 Reverse Transkription und Amplifikation der cDNA (RT-PCR)

Die RNA aus verschiedenen menschlichen Geweben wurden mit Hilfe von *random* Hexameren revers transkribiert und die enstandene cDNA mit den jeweiligen spezifischen Primern amplifiziert (Wang et al., 1989). Die verwendeten Reagenzien stammten aus dem „*GeneAmp* RNA PCR Kit“ der Firma Perkin Elmer. Die RNA aus fötaler Lunge und adultem Gehirn wurde von Sabine Endele (Mainz) und die RNA aus fötalem Gehirn wurde von Vera Kalscheuer (Berlin) zur Verfügung gestellt. Die RNA aus adultem Testisgewebe wurde von der Firma Clontech bezogen.

Der Reaktionssansatz für die Transkription war in einem Endvolumen von 20 µl folgendermaßen: 125 ng RNA, 5 mM $MgCl_2$, je 1 mM dNTPs, 1 Unit/µl RNase Inhibitor, 2.5 Units/µl reverse Transkriptase, 2.5 µM *random* Hexamere, 1 x PCR-Puffer (50 mM KCl, 10 mM Tris-HCl pH 8.3). Der Ansatz wurde 10 min bei Raumtemperatur stehengelassen und die RNA anschließend im PCR System 9600 in drei Schritten revers transkribiert: 15 min 42 °C, 5 min 99 °C und 5 min 5 °C. Zu dem Ansatz wurden 4 µl 25 mM $MgCl_2$, 8 µl 10 x PCR-Puffer (500 mM KCl, 100 mM Tris-HCl pH 8.3), 5 Units *AmpliTaq*-Polymerase, je 0.2 µM der spezifischen Primer (Tab. 2.3) und H_2O bis zu einem

Endvolumen von 100 µl hinzugegeben und die cDNA im PCR System 9600 amplifiziert. Die Reaktionszeiten waren wie unter 2.2.14 beschrieben. Zur Kontrolle auf eine Kontamination der RNA mit genomischer DNA wurde ein Reaktionsansatz ohne reverse Transkriptase durchgeführt und zur Kontrolle auf eine Kontamination der Reaktionslösungen wurde ein zweiter Ansatz ohne RNA und reverse Transkriptase durchgeführt.

Tabelle 2.3: Primerpaare und Annealingtemperaturen der einzelnen RNA-PCRs

Primer 1	Primer 2	Annealingtemperatur
b48x	pbst1	58°C
b48x	b48t	58°C
b48x	B62SmN0	60°C
kb74a	B62SmN0	60°C
pen2c	pen24r	58°C
pen39	pen41r	58°C
pen50	pen52r	58°C
pen52	pen56r	58°C

2.2.14.2 Amplifikation von 3' cDNA-Enden (3' RACE)

Bei der Methode der RACE (*rapid amplification of cDNA ends*) werden an einer mRNA die Sequenzabschnitte zwischen der bekannten internen Sequenz und dem unbekannten 5' bzw. 3' Ende amplifiziert (Frohmann et al., 1988; Ohara et al., 1989; Loh et al., 1989). Zunächst wird die mRNA in cDNA umgeschrieben und an die Enden jeweils eine Adaptersequenz angehängt. Dadurch können die Enden der mRNA in einer PCR mit einem spezifischen Primer für den Adapter und einem genspezifischen Primer amplifiziert werden. Für die 3' RACE wurde ein 3' RACE-System der Firma Clontech verwendet. Dieses beinhaltete humane cDNA (Marathon-Ready™ cDNA), die an RNA aus adultem Testis hergestellt wurde, und die für die Reaktion notwendigen Komponenten (Advantage cDNA PCR KIT). Nach dem Protokoll der Hersteller setzte sich ein Reaktionsansatz von 50 µl wie folgt zusammen: 5 µl der Marathon-Ready™ cDNA (0.1 ng/µl), 1 µl des Adapter-Primers AP (10 µM), 1 µl des genspezifischen Primers (10 µM), 1 µl dNTP-Mix (10 mM), 1 µl Advantage cDNA Polymerase Mix (50fach; enthält *KlenTaq*-1 DNA Polymerase), 5 µl 10 x cDNA PCR-Puffer und 36 µl H_2O. Als genspezifischer Primer wurde der Primer p3R8 (2.2.15) verwendet. Nach einer initialen Denaturierung (30 sec 94 °C) folgten 5 Zyklen aus je 5 sec Denaturierung bei 94 °C und 4 min Annealing und

Synthese bei 72 °C; 5 Zyklen aus je 5 sec Denaturierung bei 94 °C und 4 min Annealing und Synthese bei 70 °C und 25 Zyklen aus je 5 sec Denaturierung bei 94 °C und 4 min Annealing und Synthese bei 68 °C. Als Kontrolle wurde eine Reaktion in Abwesenheit des AP-Primers durchgeführt. Dadurch sollte festgestellt werden, ob der AP-Primer unspezifisch an die cDNA bindet.

2.2.15 Primer für spezifische Amplifikationen

Die Primer (Tab. 2.5) wurden mit Hilfe des Oligo™-Programms (National Bioscience) ausgesucht. Sie sollten hochspezifisch für die Zielsequenz sein und keine Dimere mit dem anderen PCR-Primer bilden. Die Primersequenzen CFOAr/s, CFOBr/s, b48r, b48t, b48x, B62SmNO, BDEX1VR, BDEX1VS und kb74a stammen von Bärbel Dittrich (1995). Die angegebenen Primersequenzen L48.3Ip1/p2 stammen von Karin Buiting (persönliche Mitteilung).

Tabelle 2.4: Sequenzen der spezifischen Primer

Name des Primers	Sequenz des Primers (5'-3')
CFOAr	AAACAGCTCCAGAGGGAAGA
CFOAs	GACAACCCCCACAACATCAT
CFOBr	AAATAGCCCCAGAGAGAGGG
CFOBs	TGACAATCCCCGAACACTGC
b48r	GTGGCTGCTAGCTGTG
b48t	GATTCAGCCACTGGTAAAAGG
b48x	GAAAGGCTTTTCTCTACAGTAAC
B62SmNO	GTTTGACTTGGACTTCCACC
BDEX1VR	GTTGGTGCTGAGGACAAAAG
BDEX1VS	GTGGTCATGCACGTACACTG
kb74a	TCT CTC CAG TCA TTC TGC TTG
L48.3Ip1	CCTTGAAAGAAATTGACAGT
L48.3Ip2	CTTTGGTGTGCTGATTACTT
p1 (AF087645)	GCACACAGGGATGTCTGTA
p11 (AF087645)	TCTACAAAATGGAATATGGAT
plen47	TAGGGAGAAACCTCTAGTCTC
plen49c	TTAACCTGCTCTCTTCCTAC
plen49cr	GTTCTGACTGGGCTCATC
plen56b	TATACATAGGGATGGATAGAC
plen56br	CTCACCTCCTAATACCATC
Plnet7	AGCCACTGCACTGCAGC
Plnet7r	CTATAGTTTATAGCCATGATGC
Plresp6	ATGGCCTGTGCCACGGAC
Plresp6r	ATTTTGGTCCAGTAGTGATTC

Tabelle 2.4 (Fortsetzung): Sequenzen der spezifischen Primer

Name des Primers	Sequenz des Primers (5'-3')
p31A	ACGCTGTGCTCTGCTCTC
p3R8	CCAGAGGATCAAAGCTCCTGTTTC
p4 (AF087645)	GATTCCTTAAATTAGTCATAGA
p62	CAGGTGCCACCACATTC
past1	ACCCTGTGATGCAAGGTGG
pbst1	TATCTTTCATCAGGTGGTGG
pc313b	ATGTTGTTTAAGCTACCAGTC
pc314r	GCACCATTGCCTAAGGAA
pdst1	TGTAGTGTATTGATACCAGGC
pen13	ATACTGATACTTGCTACTTC
pen13r	CTGACATTTAGTAGGGTATC
pen22	ACGTGGCCTCCTTCAGAT
pen2C	AGCCTGATCCGGATGCA
pen23	AGCCAGGTCAGCCAAGTC
pen24r	GCTGGTGATAACTGAGGTC
pen26	CAAGCCTCCCGTCACAAG
pen27r	GATGACAGCCTTGGAAGGA
pen311b	GGATCAAAGCTCCTGTTTC
pen39	AGAGTTAACATCACCATATAC
pen41r	GAACCACAGGTGCTCTTAC
pen42	CACCTGATCACACCACATC
pen46r	GTCCATCGTATTTTTACTGAAAG
pen50	CAAAGTGCTAGGATGACAG
pen52	TCTGGTAAATTAGCCAGTAAC
pen52br	GTCTTTGCTCATATATCTGGC
pen56r	CTCACCTCCTAATACCATC
pen63r	CTCAGAACTATGGGAGTGAC
pGTR2	CTGGGCTAAGGCTCCGTC
PWCFOD1	ATTACCCATAGCCTGTTATC
PWCFOD2	TGAAAAGGTAACTGAAAATGTAT
PWCFOB1	CACAGCCCTTTAGCCTATC
PWCFOB2	TCGAAAAATGATTATGATAGCA
RTD1	TGTATAATAAAGATGTTTCTCTACG
RTD2	GATGTTTCTCTACGTCATTCA
RTD6	CAGCTGTCCCCTGGGATA

3. ERGEBNISSE

3.1 Charakterisierung der IC/*SNRPN*-Transkripte in der PWS-Region

Die IC/*SNRPN*-Transkripte stellen alternative Transkripte des *SNRPN*-Gens dar und enthalten die zwei alternativen Startexons (BD1B und BD1A), die Exons BD2 und BD3, sowie ein alternativ gespleißtes Exon BD1B* in einem von BD1B initiierten IC/*SNRPN*-Transkript (Dittrich, 1995). Zu Beginn meiner Arbeit wurden diese Exons umbenannt in *upstream* Exons (*upstream* von *SNRPN*): u1B(BD1B), u1A(BD1A), u2(BD2) und u4(BD3), da im Verlauf der hier vorliegenden Arbeit ein neues IC/*SNRPN*-Exon zwischen BD2 und BD3 identifiziert wurde.

Die beiden Startexons u1A und u1B sind zu 84% sequenzähnlich (Dittrich, 1995). Durch Hybridisierung einer cDNA-Bibliothek aus menschlichem fötalen Gehirn mit einer Sonde, die u1A und flankierende Sequenzen enthält (PWCFOA), wurde von Bärbel Dittrich (1995) in der Essener Arbeitsgruppe ein 520 bp großer genomischer Klon isoliert, dessen Sequenz einen Abschnitt mit einer hohen Ähnlichkeit zu u1A (71%) und u1B (68%) enthält sowie ähnliche Bereiche zu deren flankierenden Sequenzen. Die Insertsequenz des Klons wurde etwa 700 kb centromerisch von *SNRPN* kartiert und der zu u1A und u1B verwandte Sequenzabschnitt wurde als putatives zusätzliches alternatives Startexon für die IC/*SNRPN*-Transkripte diskutiert. Da die mögliche 5' Spleißstelle jedoch von der Konsensussequenz für Spleißstellen (Shapiro et al., 1987) abweicht, handelt es sich vermutlich um ein Pseudoexon, welches nachfolgend ψu1C genannt wird (*GenBank*-Nummer AF087646).

Die Hybridisierung von überlappenden YAC-Klonen, die die PWS-Region überspannen, mit der Sonde PWCFOA hatte einen Hinweis auf eine weitere, zu u1A und u1B ähnliche Sequenz ergeben (Dittrich, 1995). Diese liegt maximal 230 kb centromerisch von u1B, auf einem etwa 7.2 kb großen *Eco*RI-Fragment der YAC-Klone 307A12 und 326F6 (Dittrich, 1995). Mit zwei universellen Primern (PWCFO3/4), die in hoch konservierten Regionen der u1A- und u1B-flankierenden Sequenzen liegen, war an YAC 307A12 ein 310 bp großes PCR-Produkt amplifiziert und sequenziert worden (Dittrich, 1995). Die Sequenz repräsentiert einen Teil einer weiteren, zu den IC/*SNRPN*-Exons u1A und u1B ähnlichen Sequenz, genannt u1D. Durch die Verwendung der universellen Primer wurde nur eine Teilsequenz von u1D amplifiziert, die 138 bp vor der putativen 5' Spleißstelle abbricht. In der hier vorliegenden Arbeit sollte die Fragestellung bearbeitet werden, ob es sich bei u1D um ein funktionelles alternatives Startexon für die IC/*SNRPN*-Transkripte handeln könnte.

3.1.1 Analyse einer putativen alternativen IC/*SNRPN*-Startexonsequenz (u1D)

3.1.1.1 Physikalische Kartierung und Sequenzanalyse von u1D

Der YAC 326F6 liegt innerhalb der PWS-Region und beinhaltet die beiden alternativen IC/*SNRPN*-Startexons u1A und u1B sowie die zu diesen Exons verwandte Teilsequenz von u1D. Die Größe des YACs 326F6 beträgt 300 kb (Buiting et al., 1993). Zur physikalischen Kartierung von u1D sollte durch Subklonierung von DNA des YACs 326F6 in λ Phagen (2.2.10) ein bereits bestehendes Phagencontig erweitert werden, welches u1A, u1B und *SNRPN* enthält (Buiting et al., 1995; Dittrich et al., 1996). Dazu wurden 50 µg DNA der Hefezellinie 326F6 partiell mit *Sau*3A restringiert. Mittels eines 10-40%igen Saccharosegradienten wurden 15 bis 20 kb große Fragmente isoliert, mit 1 µg *Bam*HI-geschnittenen Lambda DASH II-Armen ligiert und in Phagenköpfe verpackt. Die Gesamtausbeute betrug $9x10^4$ pfu (*plaque forming units*) bei einem Phagentiter von 350 pfu/µl. Davon wurden etwa 10.000 pfu ausplattiert. Durch Hybridisierung eines Filtersatzes mit genomischer humaner DNA wurden 122 Phagenklone identifiziert, die geordnet ausplattiert und mit spezifischen Sonden hybridisiert wurden. Mit dem am weitesten proximal gelegenen 3.0 kb *Eco*RI-Fragment (a30.2) des Phagen λa30 aus dem Phagencontig von Dittrich (1995) wurden die Phagenklone λ45.1 und λ45.8 identifiziert (Abb. 3.3). Eine Sonde für die u1D-Teilsequenz wurde mit den universellen Primern PWCFO3/4 für flankierende Sequenzen von u1A und u1B an YAC 307A12 amplifiziert. Die Hybridisierung der 122 geordnet ausplattierten Phagenklone mit dieser Sonde detektierte zwei Phagenklone (λ45.92 und λ45.94) mit einem starken Hybridisierungssignal und einige andere mit einem schwachem Hybridisierungssignal (Abb. 3.1 A). Mittels einer PCR-Reaktion mit spezifischen Primern für die flankierende Sequenz von u1A (CFOAr/s) bzw. u1B (CFOBr/s) konnte gezeigt werden, daß die Phagenklone mit schwachem Hybridisierungssignal entweder die u1A- oder die u1B-Sequenz enthalten. An den beiden Phagenklonen λ45.92 und λ45.94 konnten mit denselben Primern keine Produkte amplifiziert werden, sie enthalten daher den Locus u1D und wurden weiter charakterisiert. Die DNA von λ45.92 und λ45.94 wurde präpariert, mit *Eco*RI gespalten, und der Vergleich der *Eco*RI-Restriktionsmuster ergab, daß es sich um überlappende Klone mit teilweise identischen *Eco*RI-Fragmenten handelt (Abb. 3.1 B). Ein Southern-Blot mit *Eco*RI-gespaltener

Phagen-DNA von λ45.94 und λ45.92 wurde mit der Sonde für die u1D-Teilsequenz hybridisiert und ein 7.2 kb *Eco*RI-Fragment detektiert (Abb. 3.1 C).

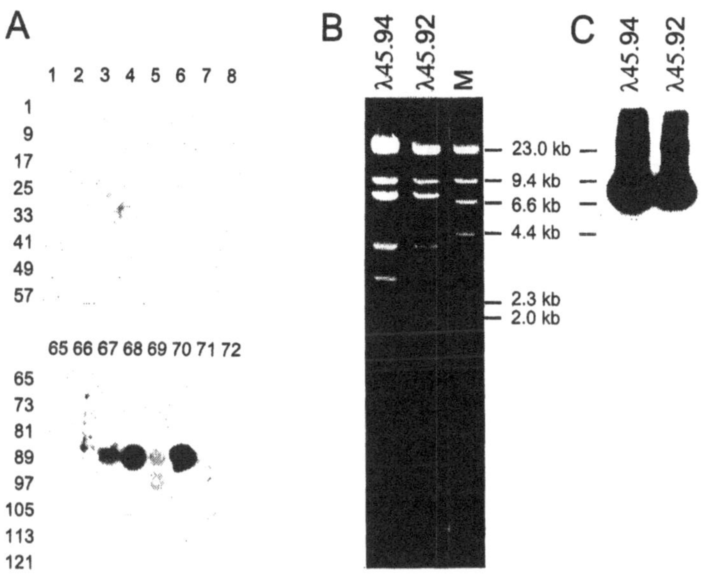

Abb. 3.1: A. Southern-Blot-Hybridisierung der 122 geordnet ausplattierten Phagenklone aus YAC 326F6 mit der u1D-Teilsequenz; **B.** Restriktionsmuster der Phagenklone λ45.94 und λ45.92 nach Spaltung mit *Eco*RI. Als Größenstandard diente *Hin*dIII-geschnittene Lambda-DNA (M); **C.** Southern-Blot-Hybridisierung der *Eco*RI-gespaltenen Phagen-DNA mit der u1D-Teilsequenz.

Zur Konstruktion eines Phagencontigs aus überlappenden Phagenklonen wurden *Eco*RI-Fragmente einzelner Phagenklone isoliert, radioaktiv markiert und als Hybridisierungssonde auf die geordnet ausplattierten Phagenklone verwendet. So wurde über chromosomales Wandern, ausgehend von a30.2 und der u1D-Teilsequenz, ein Phagencontig für einen etwa 80 kb großen Bereich proximal von u1B erstellt (Abb. 3.2; Abb. 3.3). Die zu u1A und u1B verwandte Sequenz u1D konnte über das Phagencontig physikalisch an das *SNRPN*-Gen gekoppelt werden, und die relative Lokalisation von u1D wurde auf etwa 63 kb proximal von u1B und 210 kb proximal von *SNRPN* bestimmt (Abb. 3.3).

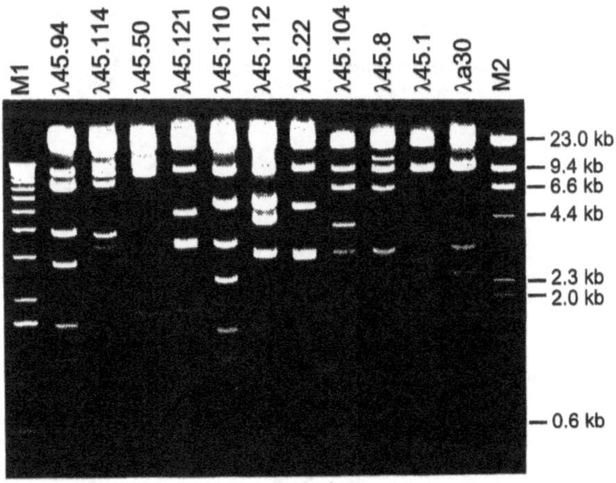

Abb. 3.2: Minimales Phagencontig für die Region von *SNRPN* bis u1D. Der Phage λa30 ist der am weitesten proximal liegende Phage des von Dittrich (1995) erstellten Phagencontigs. Das neue Contig überspannt eine etwa 80 kb große Region centromerisch von u1B. M1: 1kb Leiter, M2: *Hind*III-geschnittene Lambda-DNA.

Zur Vervollständigung der zu u1A und u1B verwandten Sequenz u1D wurde das in der Southern-Blot-Hybridisierung mit der u1D-Teilsequenz detektierte 7.2 kb große *Eco*RI-Fragment des Phagenklons λ45.94 subkloniert. Die DNA des Subklons wurde mit mehreren Enzymen gespalten, geblottet und mit der u1D-Teilsequenz hybridisiert. Dabei zeigten ein 0.2 kb und ein 2.3 kb großes *Sac*I-Fragment Hybridisierungssignale. Die Sequenzanalyse beider Fragmente ergab die vollständige Sequenz des putativen IC/*SNRPN*-Exons u1D. Zur Erweiterung der u1D-flankierenden genomischen Sequenz wurden zwei zusätzliche *Sac*I-Subfragmente (0.3 kb und 2.2 kb) des 7.2 kb *Eco*RI-Fragments subkloniert, mit vektorspezifischen Primern ansequenziert und die Sequenz über *primer walking* partiell verlängert. Sequenzierungen an dem subklonierten 7.2 kb *Eco*RI-Fragment mit Primern, die über die jeweiligen Schnittstellen sequenzierten, ermöglichten die Anordnung der *Sac*I-Fragmente und es wurde eine insgesamt 3.6 kb große, u1D-enthaltende genomische Sequenz isoliert (*GenBank*-Nummer AF087645).

Abb. 3.3: (siehe nächste Seite) Minimales Phagencontig und *Eco*RI-(E)-Restriktionskarte für die etwa 225 kb große Region von *SNRPN* bis u1D (cen, Centromer; tel, Telomer). Das neu konstruierte Phagencontig aus Phagensubklonen von YAC 326F6 verbindet u1D (λ45.94) mit der IC/*SNRPN*-Transkriptionseinheit und überspannt eine etwa 80 kb große Region centromerisch von u1B. Das Contig beginnt distal mit den Phagenklonen λ45.1 und λ45.8, die mit dem proximalsten Phagen (λa30) des von Dittrich (1995) erstellten Phagencontigs (λα30, λα39 und λ71.x) überlappen. In dem distalen Randfragment von λ45.8 liegt eine der *Eco*RI-Schnittstellen mutiert vor. Die Phagenklone λ48.x gehören zu dem von Buiting et al. (1995) erstellten Phagencontig. Schwarze Kästchen repräsentieren das *SNRPN*-Gen (Exons 1-10), die IC/*SNRPN*-Exons u1A, u1B und u1B*, u2 und u4 sowie die zu u1A und u1B verwandte Sequenz u1D. Die Sequenzen ψu1D* bzw. ψu1A* werden in 3.1.2 beschrieben und die Exons u3, u5, h30, al1 und al2 werden in 3.1.3.2 beschrieben.

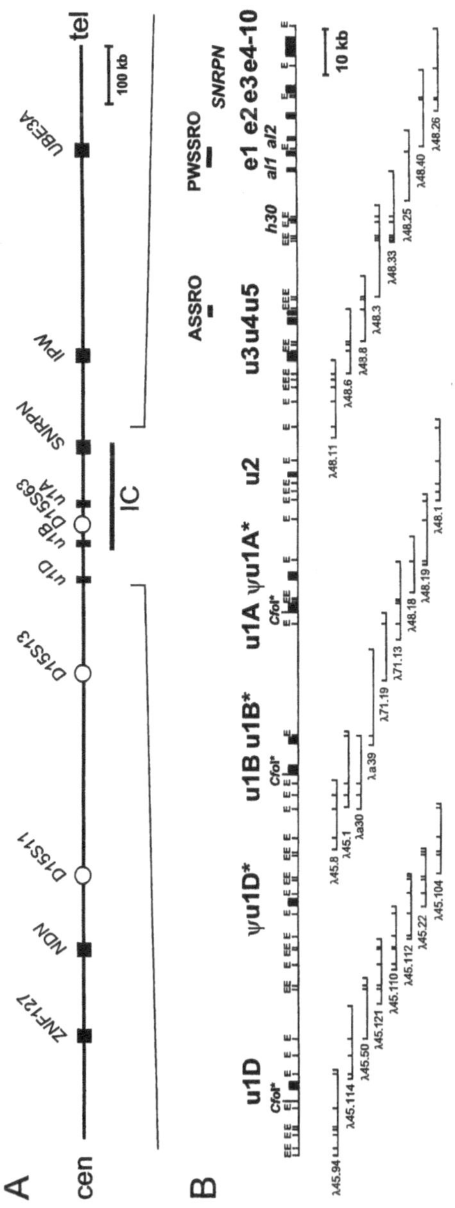

Abb. 3.3: Legende siehe vorherige Seite

3.1.1.2 Orientierung von u1D

Die IC/*SNRPN*-Transkripte werden, ausgehend von u1A bzw. u1B, vom Centromer zum Telomer des langen Arms von Chromosom 15 transkribiert (Dittrich, 1995). Es sollte untersucht werden, ob die zu u1A und u1B verwandte Sequenz u1D in der gleichen Orientierung auf dem Chromosom 15 vorliegt. Southern-Blot-Analysen mit Randfragmenten der Phagen λ45.94 und λ45.114 hatten ergeben, daß ein 3.9 kb großes *Eco*RI-Fragment weiter proximal von dem u1D-enthaltenden 7.2 kb *Eco*RI-Fragment liegt. Dieses 3.9 kb *Eco*RI-Fragment wurde subkloniert und ansequenziert. In einer PCR-Analyse wurde mit einem für die Randsequenzen des 3.9 kb *Eco*RI-Fragments spezifischen Primer (p31A) und mit einem für das 7.2 kb große *Eco*RI-Fragment spezifischen Primer (p62) an der DNA des Phagen λ45.94 ein PCR-Produkt von 150 bp amplifiziert (Abb. 3.4 B). Die Sequenz des PCR-Produkts überspannt die *Eco*RI-Schnittstelle zwischen den beiden *Eco*RI-Fragmenten (Abb. 3.4 A). Das 3.9 kb *Eco*RI-Fragment grenzt also direkt proximal an das 7.2 kb *Eco*RI-Fragment. In einer PCR-Analyse mit dem Primer p31A und drei spezifischen Primern für die Sequenz AF087645 (p11, p4, p1) wurden PCR-Produkte der erwarteten Größe amplifiziert (Abb. 3.4 B), und die u1D-enthaltende genomische Sequenz (AF087645) physikalisch gekoppelt. Die Orientierung (und putative Transkriptionsrichtung) von u1D ist also vom Centromer zum Telomer und entspricht der Orientierung der IC/*SNRPN*-Exons u1A/u1B.

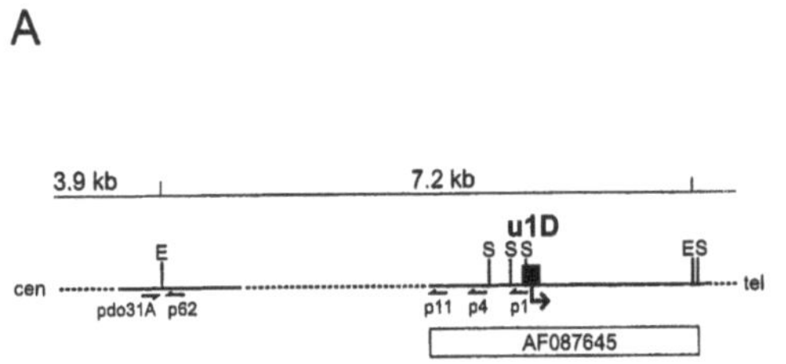

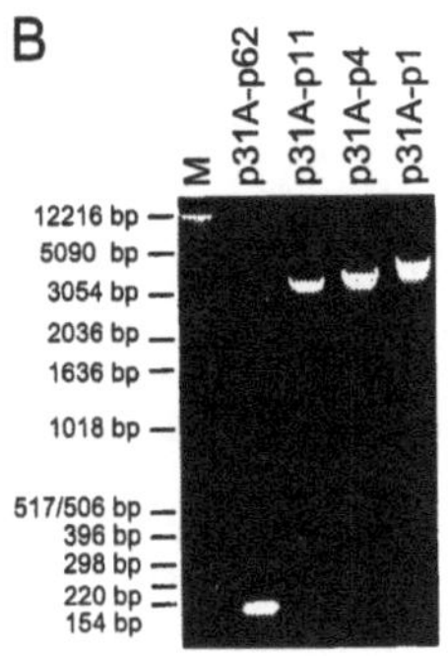

Abb. 3.4: A. u1D liegt innerhalb der 3.6 kb großen genomischen Sequenz AF087645 des 7.2 kb *Eco*RI-Fragments von λ45.94. Die putative Transkriptionsrichtung (dargestellt durch einen Pfeil) ist vom Centromer zum Telomer (S, *Sac*I, E, *Eco*RI) **B.** PCR-Analyse zur Bestimmung der Orientierung von u1D. Mit den in (A) dargestellten Primern wurden folgende PCR-Produkte amplifiziert: p31A+p62: 150 bp; p31A+p11: 3.8 kb; p31A+p4: 3.9 kb; p31A+p1: 4.3 kb. M: 1kb Leiter.

3.1.1.3 Sequenzvergleich von u1D mit u1A, u1B und ψu1C

Ein Sequenzvergleich der vollständigen putativen IC/*SNRPN*-Exonsequenz u1D mit den verwandten IC/*SNRPN*-Startexons u1A und u1B sowie mit der ψu1C-Sequenz wurde mit der „Jotun Hein-Methode" (*Lasergene software*, DNASTAR) durchgeführt und ergab die in Tabelle 3.1 gezeigten Sequenzähnlichkeiten. Ebenfalls aufgeführt sind die Ähnlichkeiten der Sequenzen u1A, u1B und ψu1C untereinander. Ein Vergleich der u1D-flankierenden Sequenz (PWCFOD) zu den u1A-, u1B- und ψu1C-flankierenden Sequenzen (PWCFOA, -B und -C) über die 520 bp Region des ψu1C-Klons ergab, daß die Sequenzähnlichkeiten nicht auf den Exonbereich beschränkt sind, sondern sich über den gesamten 520 bp Bereich erstrecken (Abb. 3.5, Tab. 3.2).

Über einen Datenbankabgleich in der NCBI-Datenbank mit den IC/*SNRPN*-Startexons u1A und u1B wurde eine 132 kb große genomische Sequenz identifiziert (*GenBank*-Nummer AC004737), die u1A und u1B enthält, aber nicht u1D. Ein Vergleich der im Rahmen dieser Arbeit isolierten 3.6 kb großen genomischen Sequenz um u1D (AF087645) mit AC004737 ergab, daß eine Sequenzähnlichkeit der u1D-flankierenden Sequenz zu den u1A/u1B-flankierenden Sequenzen von etwa ~74% einen mindestens 1.5 kb großen Bereich überspannt.

Tab. 3.1: Sequenzähnlichkeiten der putativen IC/*SNRPN*-Exonsequenz u1D zu den verwandten IC/*SNRPN*-Startexons u1A und u1B sowie zu ψu1C.

Exon	u1A	u1B	ψu1C
u1A			
u1B	84.3		
ψu1C	70.6	67.4	
u1D	85.7	78.9	65.4

Tab. 3.2: Sequenzähnlichkeiten der u1D-flankierenden Sequenz (PWCFOD) zu den u1A-, u1B- und ψu1C-flankierenden Sequenzen (PWCFOA, -B, -C) über einen Bereich von 520 bp.

Sequenz	PWCFOA	PWCFOB	PWCFOC
PWCFOA			
PWCFOB	76.4		
PWCFOC	64.9	64.0	
PWCFOD	79.0	71.7	63.4

```
KONSENSUS  1    CTTATGTCTTTAATGTTCTTGTGAATCTTAGACAATCCCCCCAACATTATTCCCCGCTTT

PWCFOA     1    CTTAgGTCTTTAATGTTCTTGTGAATCTTAGACAAcCCCCaCAACATCAtTCCCtGCTTT
PWCFOB     1    CTTATGTCTCTAATGTTCTctTGAATCTT-GaCAATCCCCg-AACACTgCTCCCCGCTTT
PWCFOD     1    CTTATGcCTCcAATGTCCTTGTGAATCTTAGGtAATCCTCCtAATATTAgTCtCCACgTT
PWCFOC     1    CTTATGTCTTTAAcacCCTTGTGAATCTTAGGCAgTCCTCCCA-TgCCACTtCCaACTTT

KONSENSUS  61   ATTTGCTT--AGTCCATTCTTGGTGAATTTTATTAGATGTCAAGGCTCCTCATTACGGTT

PWCFOA     61   ATTTGCTT--AGTCCATTCTTGGTGgATTTTATgAGATGTCAAcaCTCCTCATTAgGaTT
PWCFOB     61   ATTTGTTT--AGTCCAgTCcCaGTGAAgTaaATTAGATGTCAAGGCTCCTCATTAtGGTT
PWCFOD     61   AgTTGCTT--AcTACtTTtTTGGTGAATTTTATTAGAgCTCAAtGtgCtTtgTTACaGgT
PWCFOC     61   gTTTtTTTttAGTACATTCTCGcTGAATTTcATTcaATCTCtcGcCTCCTCATTtCccTT

KONSENSUS  121  CCCTGCTTTTTGGAGCCTTGGG-ATTTTCTACTCNTCCAGCAACAGCCAGAGGTGGCAGA

PWCFOA     121  CCCTcCTTcTgaagcCtTTGGG-ATTTTCTACcCaCCCAGCAACCaCCAGAGGTGGCAGA
PWCFOB     121  gCCTGgTTTTTGGAaCCTGGGGtACTTTgTACTCCtCCAGCAACAGCCAGAGGTGGCAGA
PWCFOD     121  CtCTaCTTTTTGtAGCCTGGGG-ATTTTCTACTCCCCCAaCAGCC---AGAtGaGGCAGA
PWCFOC     121  CCCTGCTTTcTGGAGCCTTaGGaACTTTCTACTCtgagAGCAGCAGCCAGcaGgGNaAGg

KONSENSUS  181  AACCCCTACAGACATCCCTGNGTGCCTCCTGCGCAAGCGCAGTTGTCC---TG-G--G--

PWCFOA     181  AACCCCTgCAGACATCCtT--------CtTGCGCAAGCGCAGTTGTaC------------
PWCFOB     181  gAgCTgT-CAGtCATCCCTGgGTGCCTCCTGCGCAAGCGCAGTTGTCCtccTGcGccGac
PWCFOD     181  AACCCCTACAGACATCCCTGtGTGCCTCCTGTGCAAGtGCAGTTGCCCcgaTG-GttGgt
PWCFOC     181  AACaTacACAGACAcCtCTGcGTGtCTCCctTGgAAGCaCAGaTGCtC------------

KONSENSUS  241  CTTGAATGCGGTCCTCCTGCTGCAGACCACGCCCACCAAGGGCGGGGCCACAGCCACTGC

PWCFOA     241  CaTGAATGCGGTCgTCCTGCTGCAGACCACGCCCACCAAGGGCGGGGCCACAtCCACTGC
PWCFOB     241  CTcGAATGCGGTCCTCCTGCTGCAGACCACGCCCACCAAGGGCtG-GCCgCAGCCACTGt
PWCFOD     241  CTTGAAgGCaGTtCTCCTGCTGCAGACCACGCCCACCAAGGGCGGaGtCACAGCCACTGC
PWCFOC     241  CcTG---------CTCCTtCTctgGACCACatCtgCCAAGGatGGGGCCACAGCCtgTGC

KONSENSUS  301  AGCTGAGCTCAGAGCCTTCTGTGGGGTCTGCAGGGGCAAGGCCAGCTGCCCCCTGCCTTC

PWCFOA     301  AGCTGAGCTCAGAGCCTTCTGTGGGGTCTGCAGtGGCAAGGCCAGCcGCCCCCTGtCTTC
PWCFOB     301  AGCTGAGCTCAGAGCCTTCTGTGtGGTtTGCgGGGGCAAGGtCAGCTGCCCCCTGCCctc
PWCFOD     301  AGCTGAGCTCAGAGCCTTCTGTGGGGTCTGCAGGGGCAAGGCCAGCTGtCCCCTG-----
PWCFOC     301  AtCTGAGCTCAGAGCCTgtTGTGGGaTCTGCAGGaGCAAGaCCAGtTGCCCCCTGCCTTC

KONSENSUS  361  TCTCTGGGGCTGTTTGAGGAATGCAGTTTTTTTGCATAAGAAAGGCTTTT-CTCTACAGT

PWCFOA     361  cCTCTGGaGCTGTTTGAGGAATGCAGTTcTTTTGCATAAGAAAGGCTTTT-CTCTcCAGT
PWCFOB     361  TCTCTGGGGCTaTTTGAGGAATGCgGccTTTTTGCATAAGAAAGGCTTTT-CTCTACAGT
PWCFOD     361  ------GgaTaGTTTGAaGAATGCAGTTTgTTTGtATAAtAAAGAtGTTT-CTCTAC-GT
PWCFOC     361  TCTCTGaGGTcGaTTGgGcAATtCcaTTaTTTTGCATAAagAtcAaGTTTgtTCaACAaT

KONSENSUS  421  CATTCTGCTTGCTGATCAAGAACACTTAACAGCTTCAGNCTTTCCTGGTAATATTTGTTC

PWCFOA     421  CATTCTGCTTGCTGATCAAGAACACTTAACAGCTTCAGgCTTTCCTGGTAATATTcaTTC
PWCFOB     421  aAcTgTGgTcGCTGATCAA-------TGACA--------CcTTCCTGGTAAcATTTcaTa
PWCFOD     421  CATTCatCTTGCTaATCAAGgACgtTTAACAGCTTCAGaCTTTCCTGGTAATATTTGTTC
PWCFOC     421  CATctTGCTTGCTGAcCccaAACACaTGcCcaCTcagGcCTTgCtTtGaAATATaTGCTC

KONSENSUS  481  TTGCTTTT-TG----TGTTTTGGGGTGCAAATATCTTT

PWCFOA     481  TTGCTTTTgTGttttTGTTTTaaGGTcCAAATATCTTT
PWCFOB     481  TTGCTTTTtTGgaggTG----GGGGTGCAgATATCTTT
PWCFOD     481  TTGCcTTT---------TTTTGG----CAAATATagTT
PWCFOC     481  TcGCTgTT-------TGTcTTGGcaTGCAcATATCTTc
```

Abb. 3.5: Sequenzvergleich der IC/*SNRPN*-Exonsequenzen u1A und u1B (unterstrichen) und deren flankierenden genomischen Sequenzen (PWCFOA, -B) (Dittrich, 1995) mit den beiden verwandten Sequenzen ψu1C und u1D sowie deren flankierenden genomischen Sequenzen (PWCFOC) (Dittrich, 1995) und (PWCFOD) über die 520 bp große Region des ψu1C-Klons. Die Sequenz der beiden universellen Primer PWCFO3/4, mit denen die Teilsequenz von u1D isoliert wurde, ist fett gedruckt. Stromaufwärts der beiden Exonsequenzen u1A und u1B liegen je zwei *Cfo*I-Restriktionsstellen (unterstrichen und kursiv), von denen beide auf dem maternalen Chromosom methyliert sind und mindestens eine auf dem paternalen Chromosom unmethyliert ist (3.1.1.5). Beide sind in der PWCFOD/C-Sequenz nicht konserviert. Sequenzunterschiede zur Konsensussequenz sind in Kleinbuchstaben gezeigt.

3.1.1.4 Sequenzanalyse der 5' Spleißstelle von u1D

Die Isolierung der gesamten putativen IC/*SNRPN*-Startexonsequenz u1D ermöglichte einen Vergleich der putativen 5' Spleißstelle von u1D mit der Spleißstellen-Konsensussequenz (Shapiro et al., 1987) (Tab. 3.3). Diese zeigte, daß die 5' Spleißstelle von u1D der Konsensussequenz entspricht und daher funktionell sein könnte. Die 5' Spleißstellen für u1A, u1B und ψu1C (Dittrich, 1995) sind ebenfalls dargestellt.

Tab. 3.3: Sequenzvergleich der 5' Spleißstellen der IC/*SNRPN*-Startexons u1A und u1B und der putativen 5' Spleißstellen der verwandten Sequenzen ψu1C und u1D mit der Konsensussequenz für Spleißstellen (Shapiro et al., 1987). Die am häufigsten vorkommenden Nukleotide an einer bestimmten Position sind in % angegeben. Hochkonservierte Nukleotide, die in allen untersuchten Spleißstellen an der gezeigten Position vorkommen (100%), sind fett gedruckt.

Exon	5' Spleißstelle (Exon/Intron)
Konsensussequenz	$C_{37}A_{58}G_{78}\mathbf{g}_{100}\mathbf{t}_{100}a_{57}a_{71}g_{84}t_{47}$
u1A	$C_{37}T_{15}G_{78}\mathbf{g}_{100}\mathbf{t}_{100}a_{57}a_{71}t_{05}a_{16}$
u1B	$C_{37}T_{15}G_{78}\mathbf{g}_{100}\mathbf{t}_{100}a_{57}a_{71}c_{06}a_{16}$
ψu1C	$T_{12}T_{15}T_{08}\mathbf{g}_{100}a\ {}_{0}a_{57}a_{71}t_{05}a_{16}$
u1D	$C_{37}T_{15}G_{78}\mathbf{g}_{100}\mathbf{t}_{100}a_{57}a_{71}t_{05}a_{16}$

3.1.1.5 Identifizierung elternspezifisch methylierter Restriktionsschnittstellen in der ψu1C- und u1D-Region

Die elternspezifische Prägung der PWS/AS-Region ist assoziiert mit Methylierungsunterschieden, die mit Hilfe von methylierungssensitiven Restriktionsenzymen (z.B. *Cfo*I oder *Hpa*II) dargestellt werden können. Die u1B- und die u1A-Region enthalten je zwei *Cfo*I-Schnittstellen 50 bp stromaufwärts der Exons u1B bzw. u1A (Abb. 3.5), die auf dem maternalen Chromosom methyliert sind und mindestens eine der beiden *Cfo*I-Schnittstellen liegt auf dem paternalen Chromosom unmethyliert vor (Dittrich, 1995). IC/*SNRPN*-Transkripte ausgehend von u1B werden ausschließlich von dem paternalen, nicht methylierten Allel exprimiert (Dittrich, 1995). In der ψu1C- und u1D-Region sind die beiden *Cfo*I-Schnittstellen nicht konserviert (Abb. 3.5). Daher sollte untersucht werden, ob in diesen Regionen andere, elternspezifisch methylierte Schnittstellen liegen. Dazu wurde DNA aus Blut von Normalpersonen, PWS-Patienten und AS-Patienten mit einem häufig schneidenden Restriktionsenzym (*Hin*dIII) und einem methylierungssensitiven Enzym

(*Cfo*I oder *Hpa*II) gespalten und mit Sonden für die beiden Regionen hybridisiert (Abb. 3.6). Liegt dabei eine *Cfo*I- bzw. *Hpa*II-Schnittstelle in einem *Hin*dIII-Fragment methyliert vor, wird sie nicht gespalten und in der Southern-Blot-Analyse wird mit einer Sonde für das *Hin*dIII-Fragment eine große Bande detektiert. Liegt dieselbe Schnittstelle dagegen unmethyliert vor, wird diese gespalten und eine kürzere Bande detektiert.

Mit der Hybridisierungssonde für die ψu1C-Region (520 bp Insert des ψu1C-Klons) wurden elternspezifische Methylierungsunterschiede in *Hin*dIII+*Hpa*II-geschnittener DNA aus Blut von Normalpersonen (Kontrolle), PWS-Patienten und AS-Patienten detektiert (Abb. 3.6). Die Normalperson zeigt ein Signal mit einer stärkeren Intensität für ein 6.2 kb großes Fragment (*Hpa*II-Schnittstelle methyliert) und ein Signal von schwächerer Intensität für ein 5.2 kb großes Fragment (*Hpa*II-Schnittstelle unmethyliert). In der DNA eines PWS-Patienten mit einer 4-5 Mb *de novo* Deletion auf dem paternalen Chromosom 15q11-q13 (PWS1) oder eines PWS-Patienten mit einer maternalen Isodisomie (PWS2) wird nur das 6.2 kb große Fragment detektiert (Abb. 3.6). Da bei PWS-Patienten die paternalen Anteile fehlen, repräsentiert das 6.2 kb Fragment das maternale Allel, und die *Hpa*II-Schnittstelle liegt auf dem maternalen Allel methyliert vor. In der DNA eines AS-Patienten mit einer 4-5 Mb *de novo* Deletion auf dem maternalen Chromosom 15q11-q13 (AS1) oder einer paternalen Isodisomie (AS2) sind das Hybridisierungssignal für das 6.2 kb bzw. 5.2 kb große Fragment gleich stark. Die *Hpa*II-Schnittstelle liegt auf dem paternalen Chromosom also in 50% der Zellen methyliert und in 50% der Zellen unmethyliert vor. Das Methylierungsmuster der *Hpa*II-Schnittstelle in der ψu1C-Region entspricht dem der elternspezifisch methylierten *Cfo*I-Schnittstelle in der u1A- bzw. u1B-Region (Abb. 3.6).

Die Hybridisierungssonde für die u1D-Region (Teilsequenz von u1D) erkennt elternspezifische Methylierungsunterschiede in *Hin*dIII+*Cfo*I-geschnittener DNA aus Blut von Normalpersonen (Kontrolle), PWS-Patienten und AS-Patienten (Abb. 3.6). Im Vergleich zu Kontrollpersonen ist das Hybridisierungssignal für eine 13 kb große Bande in der DNA der PWS-Patienten (PWS1, PWS2) in der Intensität stark reduziert. Auf dem maternalen Allel ist die *Cfo*I-Schnittstelle demnach in den meisten Zellen unmethyliert. In der DNA von AS-Patienten (AS1, AS2) ist das Signal des 9 kb *Hin*dIII+*Cfo*I-Fragments deutlich schwächer als das Signal des 13 kb *Hin*dIII+*Cfo*I-Fragments, die *Cfo*I-Schnittstelle ist also auf dem paternalen Chromosom in den meisten Zellen methyliert. Das elternspezifische Methylierungsmuster der *Cfo*I-Schnittstelle in der u1D-Region ist somit entgegengesetzt zu dem der elternspezifisch methylierten *Cfo*I-Schnittstelle bei u1A und u1B.

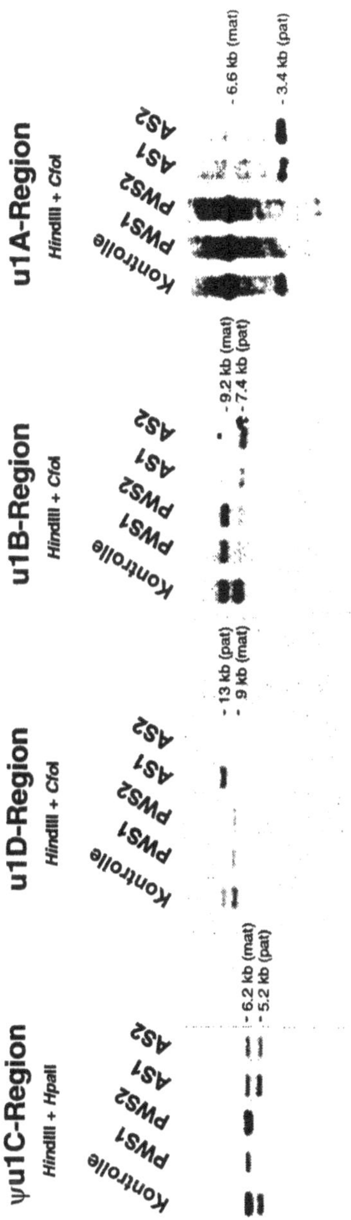

Abb. 3.6: Legende siehe nächste Seite

Abb. 3.6: (siehe vorherige Seite) Methylierungsmuster der ψu1C-, u1D-, u1B- und u1A-Region in genomischer DNA aus Blutzellen von Normalpersonen (Kontrolle), PWS-Patienten und AS-Patienten. Die DNA wurde mit *Hin*dIII+*Hpa*II bzw. *Hin*dIII+*Cfo*I geschnitten und für die ψu1C-Region mit dem Insert des 520 bp großen ψu1C-Klons und für die u1D-Region mit der u1D-Teilsequenz hybridisiert. Zum Vergleich sind die Methylierungsmuster für die u1B-Region (hybridisiert mit einem Subklon pa30.12; Dittrich, 1995) und für die u1A-Region (hybridisiert mit der Sonde PW71; Dittrich, 1995) ebenfalls dargestellt.

3.1.1.6 Kartierung der differentiell methylierten *Cfo*I-Schnittstelle in der u1D-Region

Die elternspezifisch methylierte *Cfo*I-Schnittstelle in der u1D-Region wurde durch Hybridisierung von *Eco*RI- und *Eco*RI+*Cfo*I-gespaltener genomischer DNA aus Blut mit einer Sonde kartiert, die u1D und flankierende Sequenzen enthält ($PWCFOD_{800}$). Dabei wurde in *Eco*RI-geschnittener DNA ein Signal für das bereits beschriebene 7.2 kb große Fragment (3.1.1.1) und in *Eco*RI+*Cfo*I-geschnittener DNA ein Signal für das 7.2 kb und ein 6.0 kb großes Fragment detektiert (Abb. 3.7 A). Durch das methylierungssensitive Restriktionsenzym *Cfo*I wird demnach ein elterliches Allel des 7.2 kb großen *Eco*RI-Fragments gespalten. Eine Sequenzanalyse der genomischen Sequenz um u1D (AF087645) ergab, daß die 2.1 kb große Sequenz zwischen u1D und der distal liegenden *Eco*RI-Schnittstelle keine *Cfo*I-Schnittstelle enthält (Abb. 3.7 B). Die elternspezifisch methylierte *Cfo*I-Schnittstelle liegt demnach proximal von u1D in einer genomischen Distanz von etwa 3.9 kb (Abb. 3.7 B). Da die u1D-Teilsequenz als Sonde in der Methylierungsanalyse in unmethylierter DNA ein 9.0 kb *Hin*dIII+ *Cfo*I-Fragment detektiert (maternales Allel) und in methylierter DNA ein 13.0 kb *Hin*dIII-Fragment (paternales Allel) (Abb. 3.6), liegt eine *Hin*dIII-Schnittstelle auf dem 3.9 kb *Eco*RI-Fragment distal von u1D und eine zweite auf dem 3.9 kb *Eco*RI-Fragment proximal von u1D (Abb. 3.7 B).

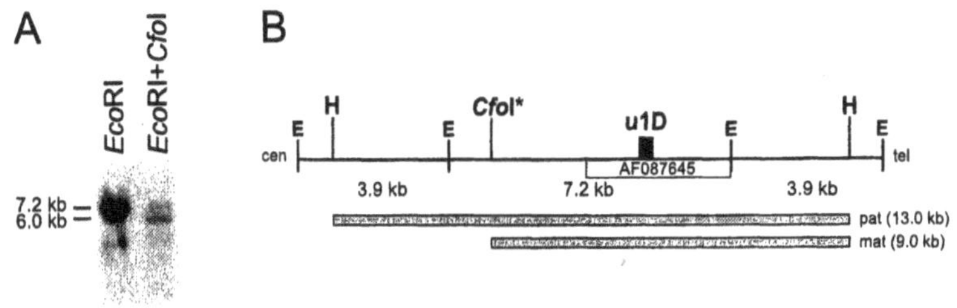

Abb. 3.7: A. Southern-Blot-Hybridisierung von *Eco*RI- und *Eco*RI+*Cfo*I- geschnittener DNA mit einer Sonde für u1D (PWCFOD$_{800}$). **B.** Lage der elternspezifisch methylierten *Cfo*I-Schnittstelle (*Cfo*I*) etwa 3.9 kb proximal von u1D. Die u1D-Teilsequenz detektiert in der Methylierungsanalyse (3.1.1.5) das methylierte paternale Allel (pat) (13.0 kb *Hin*dIII-Fragment) und das unmethylierte maternale Allel (mat) (9.0 kb *Hin*dIII+*Cfo*I-Fragment). E, *Eco*RI; H, *Hin*dIII.

3.1.1.7 Expressionsanalyse von u1D

Die Methylierungsanalyse der u1D-Region (3.1.1.5) zeigte, daß im Gegensatz zu der u1A- und der u1B-Region eine elternspezifisch methylierte Restriktionsschnittstelle (*Cfo*I*) in der u1D-Region auf dem maternalen Chromosom 15 unmethyliert vorliegt. Da die u1B-IC/*SNRPN*-Transkripte von dem unmethylierten paternalen Allel exprimiert werden (Dittrich, 1995), wurde die Hypothese aufgestellt, daß zusätzliche IC/*SNRPN*-Transkripte von dem unmethylierten maternalen Allel von u1D exprimiert werden könnten. Das Transkriptionspotential von u1D wurde über RT-PCR-Analyse an RNA aus drei verschiedenen Geweben (adultes bzw. fötales Gehirn, adulter Testis, fötale Lunge) untersucht, in denen über Northern-Blot-Analysen eine Expression der IC/*SNRPN*-Transkripte nachgewiesen wurden (Dittrich, 1995). In der RT-PCR wurden spezifische Primer für u1D (RTD1, RTD2, RTD6) mit verschiedenen Primern für die IC/*SNRPN*-Exons u2 (B48r), u4 (B48t), und *SNRPN*-Exon 2 (B62SmNO) kombiniert. Es konnte jedoch mit keiner der Primerkombinationen in den vier untersuchten RNAs ein IC/*SNRPN*-Transkript mit u1D nachgewiesen werden.

3.1.2 Identifizierung zweier zu dem IC/*SNRPN*-Exon u1B* verwandter Sequenzen: ψu1A* und ψu1D*

Für die IC/*SNRPN*-Transkripte identifizierte Bärbel Dittrich (1995) einen cDNA-Klon (BD62), der distal von dem 5' Startexon u1B ein alternativ gespleißtes Exon (u1B*) enthält. Restriktionskartierungen hatten gezeigt, daß das IC/*SNRPN*-Exon u1B* maximal 6.5 kb distal von u1B liegt (Abb. 3.3). Da neben den IC/*SNRPN*-Startexons u1A und u1B und den verwandten Sequenzen u1D und ψu1C auch flankierende Sequenzen miteinander verwandt sind (3.1.1.3), beinhalten die duplizierten Regionen um u1A, u1D und ψu1C in 15q11-q13 möglicherweise weitere IC/*SNRPN*-Exonsequenzen. Daher sollte untersucht werden, ob das von u1B am nächsten distal liegende IC/*SNRPN*-Exon u1B* ebenfalls verwandte Sequenzen in der ψu1C-, u1D- oder u1A-Region besitzt.

3.1.2.1 Isolierung und Analyse von ψu1A* und ψu1D*

Mit einer spezifischen Sonde für u1B* wurden Hybridisierungsexperimente an *Eco*RI-geschnittener DNA von Phagen aus der u1A- und der u1D-Region durchgeführt (Abb. 3.8). Dabei wurden neben dem spezifischen Hybridisierungssignal für u1B* auf dem 10.0 kb *Eco*RI-Fragment des Phagen λ45.1 zwei kreuzhybridisierende Signale auf anderen Phagen detektiert, die vermutlich zu u1B* verwandte Sequenzen enthalten. Eine dieser Sequenzen liegt auf einem von Dittrich (1995) hergestellten Subklon (71.13.5), der ein 8.2 kb großes *Eco*RI-Fragment des Phagen λ71.13 enthält (Abb. 3.8 A). Die DNA von 71.13.5 wurde mit mehreren Enzymen geschnitten, geblottet und mit der Sonde für u1B* hybridisiert. Die zu u1B* verwandte Sequenz wurde auf einem 1.7 kb großen *Bgl*II-Fragment kartiert (Abb. 3.8 A), welches etwa 6.5 kb distal von u1A liegt. Die zweite mit u1B* kreuzhybridisierende Sequenz liegt auf einem 4.0 kb großen *Eco*RI-Fragment der überlappenden Phagen λ45.112, λ45.107, λ45.49 und λ45.66 sowie auf dem 2.8 kb großen Endfragment von λ45.22 (Abb. 3.8 B) und damit etwa 35 kb distal von u1D (Abb. 3.3). Das 4.0 kb große *Eco*RI-Fragment des Phagen λ45.112 wurde subkloniert, mit mehreren Enzymen gespalten und mit der Sonde für u1B* hybridisiert. Diese detektierte ein 1.3 kb großes *Pst*I-Fragment (nicht gezeigt). Die Hybridisierung von überlappenden YAC-Klonen aus der ψu1C-Region mit der Sonde für u1B* ergab keine Hybridisierungssignale.

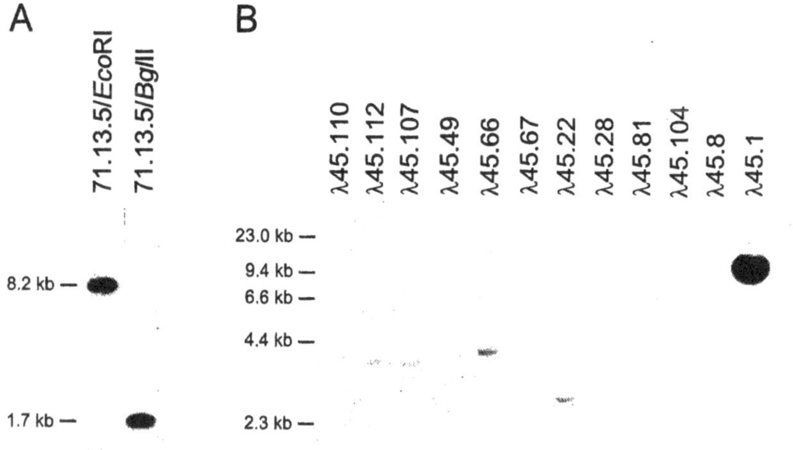

Abb. 3.8: Southern-Blot-Hybridisierung mit einer spezifischen Sonde für das IC/*SNRPN*-Exon u1B* **A.** Der Subklon 71.13.5 enthält eine zu u1B* verwandte Sequenz auf einem 8.2 kb *Eco*RI- und einem 1.7 kb *Bgl*II-Fragment. **B.** In *Eco*RI-gespaltener Phagen-DNA wird mit der Sonde für u1B* ein spezifisches Signal auf einem 10.0 kb *Eco*RI-Fragment des Phagenklons λ45.1 detektiert. Eine mit der Sonde für u1B* kreuzhybridisierende Sequenz liegt auf einem 4.0 kb großen *Eco*RI-Fragment der Phagenklone λ45.112, λ45.107, λ45.49 und λ45.66 sowie auf dem 2.8 kb großen Endfragment von λ45.22.

Die Sequenzanalyse des subklonierten 1.7 kb *Bgl*II-Fragments aus dem Subklon 71.13.5 ergab eine 107 bp große Sequenz, die zu dem IC/*SNRPN*-Exon u1B* sequenzähnlich ist und somit zunächst ein putatives zusätzliches IC/*SNRPN*-Exon darstellte. Ein Vergleich der möglichen Exonsequenz mit der Spleißstellen-Konsensussequenz (Shapiro et al., 1987) zeigte jedoch, daß der Exon/Intron Übergang (5' Spleißstelle) in der hochkonservierten zweiten Position des folgenden Introns von der Konsensussequenz abweicht. Daher handelt es sich mit hoher Wahrscheinlichkeit um ein Pseudoexon, welches aufgrund seiner Lokalisation distal von u1A im folgenden ψu1A* genannt wird (*GenBank*-Nummer AF087648) (Tab. 3.4). Die Sequenzanalyse des 1.3 kb großen *Pst*I-Fragments von λ45.112 ergab eine zweite mit u1B* verwandte Sequenz. Die putative 5' Spleißstelle zeigte jedoch ebenfalls eine Abweichung von der Konsensusspleißstelle. Diese Sequenz repräsentiert daher vermutlich ebenfalls ein Pseudoexon und wird aufgrund der Lokalisation etwa 35 kb distal von u1D im folgenden ψu1D* genannt (*GenBank*-Nummer AF087647) (Tab. 3.4).

Tab. 3.4: Mögliche Spleißstellen der zu u1B* verwandten Sequenzen ψu1A* und ψu1D* im Vergleich zu den Spleißstellen für u1B* (Dittrich, 1995). Die Zahlen geben die Wahrscheinlichkeit eines Nukleotids an der gezeigten Position an (%).

Exon	3' Spleißstelle (Intron/Exon)	5' Spleißstelle (Exon/Intron)
Konsensussequenz	$c_{43}t_{42}t_{48}t_{46}c_{29}c_{74}\mathbf{a}_{100}\mathbf{g}_{100}G_{49}$	$C_{37}A_{58}G_{78}\mathbf{g}_{100}\mathbf{t}_{100}a_{57}a_{71}g_{84}t_{47}$
ψu1A*	$t_{42}t_{42}t_{48}t_{46}g_{23}c_{74}\mathbf{a}_{100}\mathbf{g}_{100}A_{28}$	$A_{32}A_{58}G_{78}\mathbf{g}_{100}g\ {}_{0}g_{39}g_{12}g_{84}t_{47}$
u1B*	$t_{42}t_{42}t_{48}t_{46}g_{23}c_{74}\mathbf{a}_{100}\mathbf{g}_{100}A_{28}$	$G_{19}A_{58}G_{78}\mathbf{g}_{100}\mathbf{t}_{100}g_{39}g_{12}g_{84}t_{47}$
ψu1D*	$t_{42}t_{42}t_{48}t_{46}g_{23}c_{74}\mathbf{a}_{100}\mathbf{g}_{100}G_{49}$	$A_{32}A_{58}G_{78}\mathbf{g}_{100}g\ {}_{0}g_{39}g_{12}t_{05}c_{15}$

Die Sequenzähnlichkeiten der verwandten Loci ψu1A*, u1B* und ψu1D* wurden mit der „Jotun Hein-Methode" (*Lasergene software*, DNASTAR) ermittelt und sind in Tabelle 3.5 gezeigt. Ein direkter Sequenzvergleich des IC/*SNRPN*-Exons u1B* mit den verwandten Sequenzen ψu1A* und ψu1D* ist in Abb. 3.9 dargestellt. Ein Datenbankabgleich mit u1B* ergab, daß die 132 kb große genomische Sequenz AF004737 (s. auch 3.1.1.3) sowohl u1B* als auch die beiden Pseudoexonsequenzen ψu1A* und ψu1D* enthält. Der Vergleich der u1B*-flankierenden Sequenz zu den ψu1A*- und ψu1D*-flankierenden Sequenzen ergab eine Ähnlichkeit der drei Loci von etwa 71% über mindestens 900 bp (nicht gezeigt).

Tab. 3.5: Sequenzähnlichkeit des IC/*SNRPN*-Exons u1B* zu den verwandten Pseudoexons ψu1A* und ψu1D* (%).

Exon	ψu1A*	u1B*
ψu1A*		
u1B*	80.8	
ψu1D*	81.8	75.9

```
Konsensus 1   ATGTAGGTGGGATCNNTGGATCTGAAAATTCACAGTGGCTGGCTCATGGCCACCTGNTGN

ψu1A*     1   ATGTAGGTtGGATCacTGGATCacAAA-TTCACAGTGGCTGGCTCATGGCCACCT- TGc
 u1B*     1   ATGTAaGTGGGATCtgTGGATCTGAAAATTCACAGTGGCcaGCTCAccaCCACCTGaTGa
ψu1D*     1   gTGTcGGTGGGATCcaaGGATCTGAAAATTCACAGTGGCTGGCTCATGGCCgCCTGgTat

Konsensus 61  AA-ATACACNACAGGGTGAGAGCANCCTCACAGGAAACTGCAAATAAG   108

ψu1A*     61  A---T-CAC---AGGGTGAGAGCAgCCTCACAGGAAACTGCAgATAAG   98
 u1B*     61  AagATACACcACAGGGTGAGAGCAtCCTaACAGcAAACTGCAAATgAG   108
ψu1D*     61  cA-ATACACtACAGGGTGAGAGCAaCgTCACAGGcAgCTGgAAATAAG   107
```

Abb. 3.9: Sequenzvergleich des IC/*SNRPN*-Exons u1B* mit den verwandten Pseudoexons ψu1A* und ψu1D*. Sequenzunterschiede der einzelnen Loci zur Konsensussequenz sind in Kleinbuchstaben gezeigt.

Mit Hilfe der genomischen Sequenz AC004737 wurde die genomische Distanz zwischen u1B und u1B* mit 5.9 kb und zwischen u1A und ψu1A* mit 6.5 kb bestimmt. Im Vergleich dazu ist der genomische Abstand zwischen u1D und ψu1D*, der anhand der *Eco*RI-Restriktionskarte des Phagencontigs bestimmt wurde, mit 35 kb weitaus größer (siehe auch Abb. 3.3).

3.1.2.2 Expressionsanalyse von ψu1A* und ψu1D*

Mit spezifischen Primern für u1A (kb74a) und ψu1A* (past1) sowie für u1D (RTD2) und ψu1D* (pdst1) wurde eine RT-PCR-Analyse an RNA aus adultem Gehirn durchgeführt. Dabei konnten jedoch keine spezifischen RT-PCR-Produkte amplifiziert werden. Das Ergebnis bestätigt die aufgrund der nicht konservierten 5' Spleißstellen von ψu1A* und ψu1D* getroffene Annahme, daß es sich bei diesen Sequenzen um Pseudoexons handelt. Als Kontrolle wurde mit einem spezifischen Primer für das IC/*SNRPN*-Exon u1B (b48x) und u1B* (pbst1) an RNA aus adultem Gehirn ein RT-PCR Produkt von 118 bp amplifiziert (Abb. 3.10).

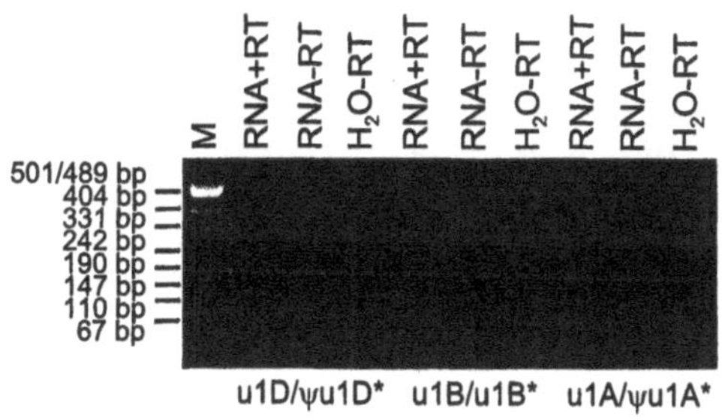

Abb. 3.10: RT-PCR Analyse an RNA aus adultem Gehirn mit Primern spezifisch für u1D (RTD2), u1B (b48x) und u1A (kb74a) in Kombination mit einem Primer für das Exon ψu1D* (pdst1), u1B* (pbst1) und ψu1A* (past1). Mit b48x und pbst1 wurde ein spezifisches 118 bp Produkt amplifiziert. Als Größenstandard diente *Msp*I-gespaltene pUC19-DNA.

3.1.3 Analyse des Transkriptionspotentials der IC/*SNRPN*-Transkripte

3.1.3.1 Identifizierung alternativer IC/*SNRPN*-Spleißvarianten

In einer RT-PCR-Analyse an RNA aus adultem Gehirn mit einem Primer für das IC/*SNRPN*-Startexon u1B (b48x) und einem Primer für Exon u4 (b48t) wurden mehrere RT-PCR-Produkte amplifiziert (Abb. 3.11), die reamplifiziert, subkloniert und sequenziert wurden. Ein RT-PCR-Produkt von 335 bp enthält die Exons u1B, u1B*, u2 und u4; analog zu dem von Dittrich (1995) isolierten cDNA Klon BD62. Ein weiteres RT-PCR-Produkt von 225 bp enthält die Exons u1B, u2 und u4; entsprechend dem cDNA-Klon BD48 (Dittrich, 1995). Die Sequenzanalyse eines 260 bp RT-PCR Produkts ergab eine neue IC/*SNRPN*-Variante (u1B, u1B* und u4), in dem das Exon u2 alternativ gespleißt wurde. Außerdem wurde nach Reamplifikation ein 153 bp RT-PCR-Produkt isoliert (u1B, u4), in dem sowohl u1B* als auch u2 alternativ gespleißt sind (nicht gezeigt). Bis zu diesem Zeitpunkt war nur alternatives Spleißen des Exons u1B* bekannt.

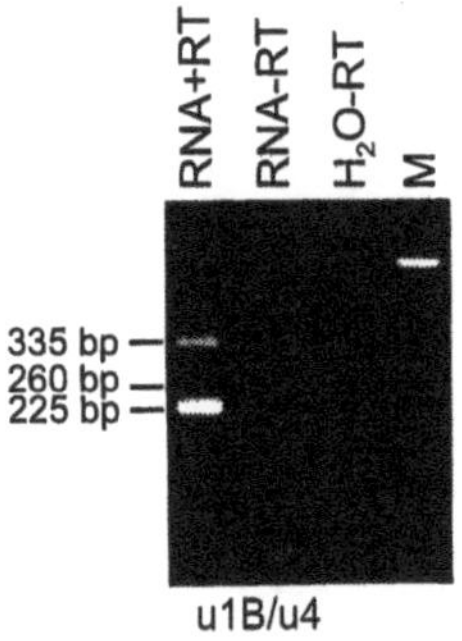

Abb. 3.11: RT-PCR an RNA aus adultem Gehirn mit Primern für u1B (b48x) und u4 (b48t). Als Größenstandard diente die 1 kb Leiter (M).

Um zu untersuchen, ob es ebenfalls IC/*SNRPN*-Spleißvarianten gibt, in denen das Exon u4 alternativ gespleißt wird, wurde mittels RT-PCR-Analyse das Expressionsmuster der IC/*SNRPN*-Transkripte in RNA aus verschiedenen Geweben analysiert (adultes Gehirn, fötales Gehirn, fötale Lunge, und adulter Testis), welche einer Northern-Blot-Analyse zufolge die IC/*SNRPN*-Transkripte exprimieren (Dittrich, 1995). Die RT-PCR wurde mit den Primern für die Exons u1B (b48x) bzw. u1A (kb74a) in Kombination mit einem Primer für *SNRPN*-Exon 2 (B62SmNO) durchgeführt. Dabei wurden in den untersuchten Geweben unterschiedliche IC/*SNRPN*-Expressionsmuster sichtbar (Abb. 3.12). Die größte Anzahl an IC/*SNRPN*-Transkripten wurde an RNA aus adultem Testis (Abb. 3.12 D) amplifiziert.

Abb. 3.12: (siehe nächste Seite) Expressionsanalyse der IC/*SNRPN*-Transkripte über RT-PCR an RNA aus den Geweben: **A.** adultes Gehirn, **B.** fötale Lunge, **C.** fötales Gehirn, **D.** adulter Testis. Die RT-PCR-Analyse wurde mit einem Primer für u1B (b48x) bzw. für u1A (kb74a) und einem Primer für *SNRPN*-Exon 2 (B62SmNO) durchgeführt (u1B/*SNRPN*Ex2; u1A/*SNRPN*Ex2). M, 1 kb Leiter.

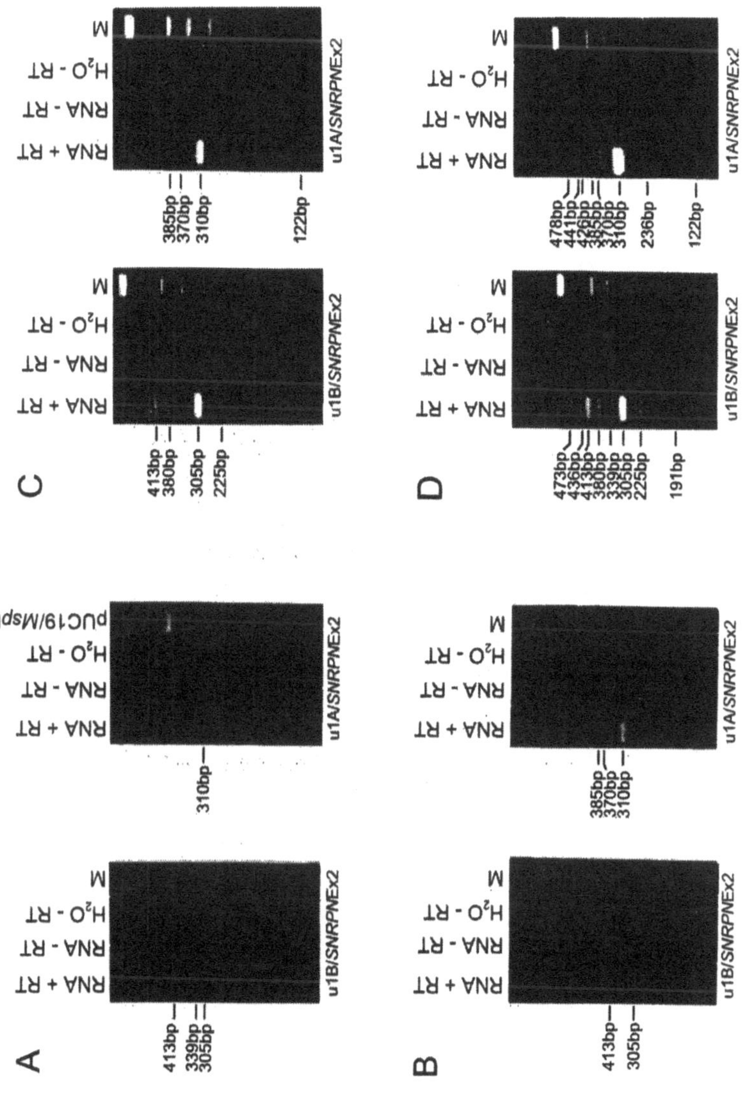

Abb. 3.12: Legende siehe vorherige Seite

Mit dem Primer für u1B (b48x) und dem Primer für *SNRPN*-Exon 2 (B62SmNO) wurde an RNA aus adultem Testisgewebe ein Hauptprodukt von 305 bp amplifiziert (RT6) sowie weniger prominente RT-PCR-Produkte von 473 bp (RT1), 436 bp (RT2), 413 bp (RT3), 380 bp (RT4), 339 bp (RT5), 225 bp (RT7) und 191 bp (RT8) (Abb. 3.12 D). Die RT-PCR-Analyse mit einem Primer für u1A (kb74a) und dem Primer für *SNRPN*-Exon 2 (B62SmNO) an RNA aus adultem Testisgewebe zeigte ein Hauptprodukt von 310 bp (RT14) und weitere RT-PCR-Produkte von 478 bp (RT10), 441 bp (RT11), 426 bp (RT12), 385 bp (RT13), 370 bp, 236 bp (RT15) und 122 bp (RT17) (Abb. 3.12 D). Nach Reamplifizierung von RT-PCR-Produkten an RNA aus fötalem Gehirn wurde mit den Primern b48x (u1B) und B62SmNO (*SNRPN*-Exon 2) ein weiteres RT-PCR Produkt von 117 bp (RT9) und mit dem Primer kb74a (u1A) und B62SmNO ein weiteres RT-PCR Produkt von 196 bp (RT16) isoliert (nicht gezeigt). Die Sequenzanalyse der RT-PCR-Produkte identifizierte die RT-PCR-Produkte RT3, RT6 und RT14 als identisch mit den von Dittrich (1995) isolierten cDNA Klonen BD62, BD48 und KB74 (Abb. 3.13). Die RT-PCR-Produkte RT5, RT7-9 und RT15-17 stellen neue Varianten der IC/*SNRPN*-Transkripte dar, die durch alternatives Spleißen der Exons u2, u4 und u1B* entstehen (Abb. 3.13). Insgesamt wurden fünf neue IC/*SNRPN*-Spleißvarianten ohne Exon u2 (RT5, RT7, RT9, RT15, RT17) und fünf neue Spleißvarianten ohne Exon u4 isoliert (RT7-9, RT16-17) (Abb. 3.13).

Abb. 3.13: (siehe nächste Seite) Genomische Organisation der IC/*SNRPN*-Transkriptionseinheit und Übersicht über alle isolierten RT-PCR-Produkte (RT1-17). Die Transkriptionsstartpunkte (u1A, u1B, *SNRPN*-Exon1) sind als Pfeile dargestellt. Die Transkriptionsaktivität von u1D ist nicht bekannt und wird durch ein Fragezeichen gekennzeichnet. Elternspezifisch methylierte CpG-Dinukleotide auf dem maternalen Chromosom (mat) und dem paternalen Chromosom (pat) sind als Kreissymbole dargestellt (weiß: nicht methyliert; schwarz: methyliert). Die relative Lage der differentiell methylierten *Hpa*II-Schnittstelle in der ψu1C-Region ist nicht bekannt. Die IC/*SNRPN*-Exons sind grau gezeigt und der offene Leserahmen im *SNRPN*-Gen ist schwarz markiert. Die RT-PCR-Produkte wurden mit den Primern für u1B (b48x) bzw. u1A (kb74a) in Kombination mit dem Primer für *SNRPN*-Exon 2 (B62SmNO) amplifiziert. Die verwendete RNA stammte aus adultem Testisgewebe (RT1-2, RT5-8, RT10, RT12, RT14-15) bzw. fötalem Gehirn (RT3-4, RT9, RT11, RT13, RT16-17). Die Exons u3, u5, h30, al1 und al2 werden in 3.1.3.2 beschrieben.

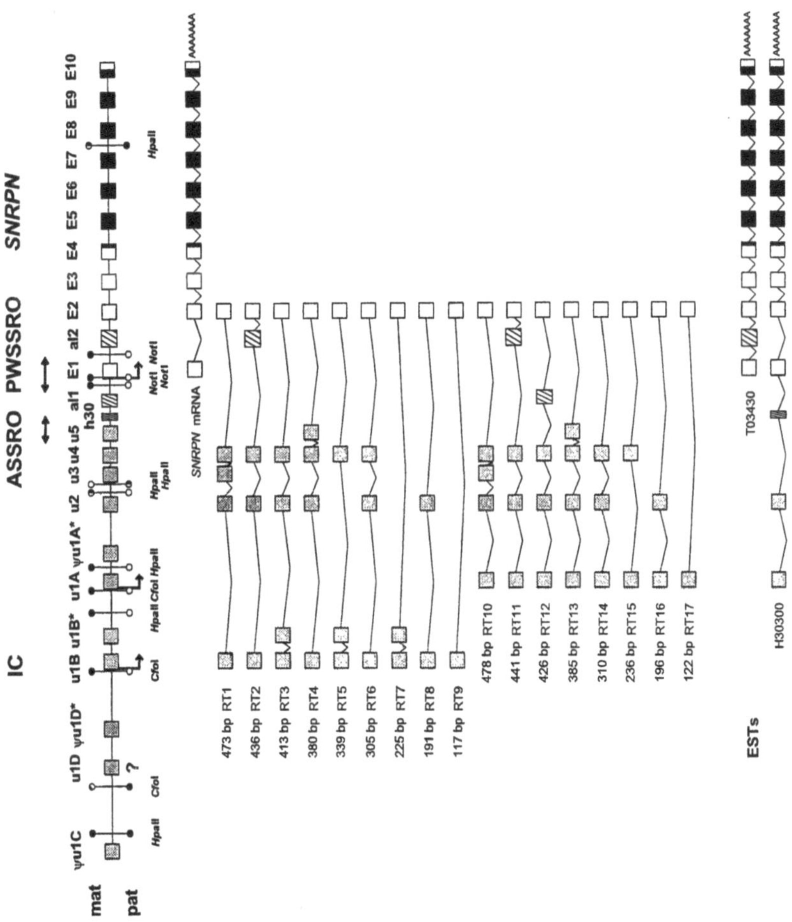

Abb. 3.13: Legende siehe vorherige Seite

3.1.3.2 Isolierung und Charakterisierung neuer IC/*SNRPN*-Exons

In einigen der über RT-PCR dargestellten IC/*SNRPN*-Transkripte (3.1.3.1) wurden neue Exonsequenzen identifiziert. In einem mit dem Primer für u1B (b48x) und dem Primer für *SNRPN*-Exon 2 (B62SmNO) amplifizierten RT-PCR-Produkt von 473 bp (RT1) sowie in einem mit dem Primer für u1A (kb74a) amplifizierten RT-PCR-Produkt von 478 bp (RT10), beide isoliert aus adulter Testis RNA, wurde zwischen Exon u2 und u4 ein bisher unbekanntes Exon von 168 bp isoliert (u3, *GenBank*-Nummer AF092911) (Abb. 3.13). Die Sequenz dieses Exons ist identisch mit einer genomischen Sequenz etwa 7.5 kb centromerisch von u4 (Karin Buiting, persönliche Mitteilung).

An RNA aus fötalem Gehirn wurde mit den Primern b48x (u1B) und B62SmNO (*SNRPN*-Exon 2) ein 380 bp großes RT-PCR-Produkt amplifiziert (RT4), welches eine weitere bisher unbekannte Exonsequenz zwischen Exon u4 und *SNRPN*-Exon 2 enthält. Dieselbe Exonsequenz wurde in einem RT-PCR-Produkt von 385 bp (RT13) gefunden, welches mit kb74a (u1A) und B62SmNO (*SNRPN*-Exon 2) an RNA aus fötalem Gehirn amplifiziert wurde. Die Exonsequenz, genannt u5 (*GenBank*-Nummer AF087649) (Abb. 3.13), ist 75 bp groß und identisch zu einer genomischen Sequenz (AF148319, Nukleotid 5996-6070) genau 342 bp stromabwärts von u4. Interessanterweise liegt das neu identifizierte IC/*SNRPN*-Exon u5 innerhalb des kleinsten überlappenden Deletionsbereichs (*smallest region of deletion overlap*, SRO) von Mikrodeletionen, die bei AS-Patienten in der Imprinting-Center-Region auf Chromosom 15q11-q13 identifiziert wurden (AS-SRO) (Abb. 3.14). Die proximale Grenze des AS-SRO wird derzeit durch den proximalen Deletionsbruchpunkt der Familie AS-H definiert (Saitoh et al., 1996). Die distale Grenze des insgesamt 880 bp großen AS-SRO wird definiert durch den distalen Bruchpunkt der Mikrodeletion der Familie AS-LO (Karin Buiting, persönliche Mitteilung). u5 liegt im AS-SRO genau 54 bp distal des Bruchpunktes der Familie AS-H (Abb. 3.14).

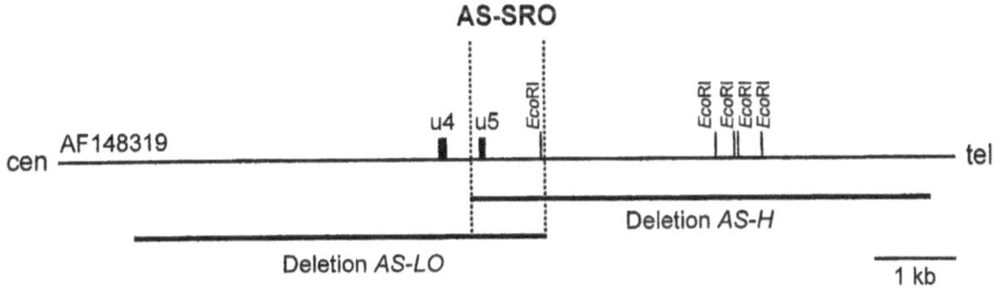

Abb. 3.14: Das IC/*SNRPN*-Exon u5 liegt innerhalb des kleinsten überlappenden Deletionsbereichs von Mikrodeletionen, die bei AS-Patienten innerhalb der Imprinting-Center-Region identifiziert wurden (AS-SRO: *smallest region of deletion overlap*).

Neben den neuen Exons u3 und u5, die beide einmalig im Genom vorkommen, wurden zwei IC/*SNRPN*-Exons identifiziert, die eine hohe Homologie zur *Alu*-Sequenzfamilie besitzen. Eines dieser *Alu*-Exons (al1) wurde zwischen dem IC/*SNRPN*-Exon u4 und *SNRPN*-Exon 2 in zwei RT-PCR-Produkten identifiziert, die an RNA aus fötalem Gehirn bzw. adultem Testis mit den Primern kb74a (u1A) und B62SmNO (*SNRPN*-Exon 2) amplifiziert wurden (RT12) (Abb. 3.13). Die Exonsequenz al1 beinhaltet 116 bp und liegt innerhalb einer genomischen Sequenz (U41384) etwa 4.3 kb proximal von *SNRPN*-Exon 1. In einem anderen RT-PCR Produkt (RT11), amplifiziert mit kb74a (u1A) und B62SmNO (*SNRPN*-Exon 2) an RNA aus fötalem Gehirn, und einem weiteren RT-PCR Produkt (RT2), amplifiziert mit den Primern b48x (u1B) und B62SmNO an RNA aus adultem Testis, wurde eine weitere *Alu*-ähnliche Exonsequenz (al2) von 131 bp zwischen Exon u4 und *SNRPN*-Exon 2 identifiziert (Abb. 3.13). Das Exon al2 ist identisch mit einer Sequenz 3.6 kb distal von *SNRPN*-Exon 1 (U41384). Ein Datenbankabgleich mit al2 identifizierte einen EST-Klon aus fötaler Gehirn RNA (*GenBank*-Nummer T03430), der zwischen *SNRPN*-Exon 1 und 2 das Exon al2 enthält (Abb. 3.13). In einem EST-Klon (*GenBank*-Nummer H30300) aus adulter Gehirn RNA war bereits früher eine *Alu*-Exonsequenz (h30) von 102 bp zwischen Exon u4 und *SNRPN*-Exon 2 identifiziert worden (Abb. 3.13). h30 kartiert etwa 15 kb proximal von *SNRPN*-Exon 1, wurde jedoch in keinem der hier beschriebenen RT-PCR-Produkte nachgewiesen. Die Abbildung 3.15 zeigt die Nukleotidsequenzen der vier neuen IC/*SNRPN*-Exons u3, u5, al1 und al2. Die Untersuchung

flankierender genomischer Bereiche von IC/*SNRPN*-Exon u3, u5 und den drei *Alu*-Exonsequenzen h30, al1 und al2 ergab eine Übereinstimmung der Sequenzen mit der Konsensussequenz für Spleißstellen (Shapiro et al., 1987) (Tab. 3.6).
Eine Übersicht über alle bisher identifizierten IC/*SNRPN*-Exons, ihre Größe und die in der Datenbank (*GenBank*) zugehörigen genomischen Sequenzen ist in Tabelle 3.7 gezeigt.

u3 (*GenBank*-Nummer AF092911):

```
1   GTTCACAGCT GGAGAGCCAT TGTCTCGGGA TTAATTGTAC CTTGAGCATC
51  ACCTATATCT GATTTAGATG ATATTTACAT GCGACTTTCG ACTTACACTT
101 GAAAGTTGAT GCTGGAATGA GTTAAGACAT TTTGGAGTTA CTAAGATGGA
151 ATGGACATAC TCTTGTGG   168
```

u5 (*GenBank*-Nummer AF087649):

```
1   GGTTTGGTTT GCGGCAGAAG AATCTGCATT TCGAACAAGT GCCAGGACTG
51  GTCTGAGGAA CACACGTTGA GAGAG   75
```

al1 (*GenBank*-Nummer AF187848):

```
1   GTTTTGCTCC ATCACCCAGG CGGAGTGCAG TGGTGCCATC ACAGCTTACT
51  GCAGTCTCCA CCTCTCAGGC TCAAGTGATT CTCCTACCTC AGCCTCCCGA
101 GTAGCTGGGA CCAGAG   116
```

al2 (*GenBank*-Nummer T03430):

```
1   GAGACAGGGT CTGGCTATGT TGCCCAGGTT GGAGTGCAGT GATGCAGTTA
60  TAGCTCCCTG TAACCTCAAA CTCCTGGATC AATCTAGAC TCCTGCCTCAG
101 CCTCCCAAGT GCCTGTTAGT ACAGGCTTGA G   131
```

Abb. 3.15: Nukleotidsequenzen der IC/*SNRPN*-Exons u3, u5, al1 und al2.

Tab. 3.6: Spleißstellen der IC/*SNRPN*-Exonsequenzen u3, u5, al1, al2 und h30. Hochkonservierte Nukleotide sind fett gedruckt. Die Zahlen geben die Wahrscheinlichkeit eines jeden Nukleotids an der gezeigten Position an (%).

Exon	3' Spleißstelle (Intron/Exon)	5' Spleißstelle (Exon/Intron)
Konsensussequenz	$c_{43}t_{42}t_{48}t_{46}c_{29}c_{74}\mathbf{a}_{100}\mathbf{g}_{100}G_{49}$	$C_{37}A_{58}G_{78}\mathbf{g}_{100}\mathbf{t}_{100}a_{57}a_{71}g_{84}t_{47}$
u3	$c_{43}t_{42}t_{48}c_{40}a_{23}c_{74}\mathbf{a}_{100}\mathbf{g}_{100}G_{49}$	$T_{12}G_{15}G_{78}\mathbf{g}_{100}\mathbf{t}_{100}g_{39}a_{71}g_{84}a_{16}$
u5	$a_{07}t_{42}t_{48}c_{40}t_{24}c_{74}\mathbf{a}_{100}\mathbf{g}_{100}G_{49}$	$G_{19}A_{58}G_{78}\mathbf{g}_{100}\mathbf{t}_{100}g_{39}g_{12}g_{84}a_{16}$
al1	$g_{07}g_{08}t_{48}g_{08}a_{23}c_{74}\mathbf{a}_{100}\mathbf{g}_{100}G_{49}$	$G_{19}A_{58}G_{78}\mathbf{g}_{100}\mathbf{t}_{100}g_{39}t_{09}g_{84}c_{15}$
al2	$g_{07}t_{42}t_{48}t_{46}t_{24}t_{22}\mathbf{a}_{100}\mathbf{g}_{100}G_{49}$	$G_{19}A_{58}G_{78}\mathbf{g}_{100}\mathbf{t}_{100}a_{57}c_{08}t_{05}g_{22}$
h30	$t_{42}g_{08}a_{06}t_{46}a_{23}c_{74}\mathbf{a}_{100}\mathbf{g}_{100}A_{28}$	$C_{37}A_{58}A_{10}\mathbf{g}_{100}\mathbf{t}_{100}a_{57}a_{71}c_{06}t_{47}$

Tab. 3.7: Übersicht aller bisher bekannten IC/*SNRPN*-Exons mit den in der Datenbank zugänglichen genomischen Sequenzen.

IC/*SNRPN*-Exon	**Größe (bp)**	***GenBank*-Nummer (Exonsequenz)**	***GenBank*-Nummer (genomische Sequenz)**
ψu1C	194 bp	AF087646	-
u1D	181 bp	-	AF087645 (1258-1438)
ψu1D*	107 bp	AF087647	AC004737 (61989-61883)
u1B(BD1B)	177 bp	L80005	AC004737 (32934-32758)
u1B*(BD1B*)	108 bp	L80005	AC004737 (26786-26679)
u1A(BD1A)	193 bp	L80004	AC004737 (92723-92915) AC006412 (64563-64371)
ψu1A*	98 bp	AF087648	AC004737 (99423-99520) AC006412 (57863-57766)
u2(BD2)	74 bp	L8004/5	AC004737 (120927-121000) AC006412 (36365-36292)
u3	168 bp	AF092911	AC006412 (9411-9244)
u4(BD3)	114 bp	L8004/5	AF148319 (5534-5647)
u5	75 bp	AF087649	AF148319 (5996-6070)
h30	102 bp	H30300	U41384 (30546-30445)
al1	116 bp	AF187848	U41384 (19786-19671)
al2	131 bp	T03430	U41384 (11623-11493)

3.2 Identifizierung eines Testis-spezifischen Gens in der PWS-Region

Innerhalb der PWS-Region war in einer vorhergehenden Studie (Buiting et al., 1993) eine *Sac*II- und eine *Not*I-Restriktionsschnittstelle distal des anonymen Markers *D15S13* (189-1) und etwa 370 kb centromerisch des *SNRPN*-Gens identifiziert worden. Der in λ Phagen subklonierte YAC 326F6 (3.1.1.1) enthält sowohl den anonymen Marker *D15S13* (189-1) als auch die *Not*I- und die *Sac*II-Restriktionsschnittstelle (Buiting et al., 1993). Beide Enzyme haben eine Erkennungssequenz, die aus Cytosinen (C) und Guaninen (G) besteht (*Not*I: GCGGCCGC und *Sac*II: CCGCGG). Die Schnittstellen weisen daher auf eine GC-reiche Region hin, die möglicherweise eine CpG-Insel beinhaltet. CpG-Inseln sind bis zu 1-2 kb lange Abschnitte mit häufigen, unmethylierten CpG-Dinukleotiden, die am 5' Ende von Haushaltsgenen und vielen gewebespezifisch exprimierten Genen vorkommen (Gardiner-Garden und Frommer, 1987). Die Kriterien für eine CpG-Insel sind ein GC-Gehalt von mehr als 50%, ein Quotient CpG_{obs}/CpG_{exp} von mehr als 0.6 und eine Mindestlänge von 200 bp (Gardiner-Garden und Frommer, 1987). Eine Sequenzanalyse der flankierenden Bereiche der beiden Schnittstellen sollte zeigen, ob diese Region eine CpG-Insel beinhaltet, die möglicherweise mit der Anwesenheit einer exprimierten Sequenz korreliert. Um geeignete genomische Klone für eine Sequenzanalyse zu erhalten, wurde das Phagencontig aus 3.1.1.1, das *SNRPN* und 210 kb der centromerischen Region überspannt, erweitert.

3.2.1 Physikalische Kartierung der Region von *D15S13* (189-1) bis u1D

3.2.1.1 Konstruktion eines Phagencontigs für das proximale Ende von YAC 326F6

Zur physikalischen Anbindung des Markers *D15S13* (189-1) und der *Not*I- bzw. *Sac*II-Restriktionsschnittstelle an das in 3.1.1.1 beschriebene Phagencontig wurden die geordnet ausplattierten Phagenklone des YACs 326F6 mit einem 1.7 kb großen *Bam*HI+*Pvu*II Fragment des Plasmids pBR322, welches spezifisch für rechte YAC-Enden ist (Burke et al., 1987), hybridisiert und die Phagenklone λ45.33, λ45.61, λ45.83, λ45.89 und λ45.116 detektiert. Eine Hybridisierungssonde für den Marker *D15S13* (189-1) zeigte für insgesamt neun Phagenklone positive Signale, von denen die Klone λ45.44, λ45.77, λ45.62, λ45.70 und λ45.69 weiter bearbeitet wurden. Die DNA der Phagen wurde präpariert und zur

Identifizierung weiterer Phagenklone benutzt. Ausgehend von dem rechten YAC-Ende (Y326F6E), wurde so ein Phagencontig über 59 kb nach distal konstruiert (Abb. 3.16; Abb. 3.17). Mit dem 1.3 kb großen distalen *Eco*RI-Randfragment von λ45.109 konnte kein überlappender Phagenklon identifiziert werden (Abb. 3.17).

Das in 3.1.1.1 beschriebene Phagencontig wurde durch Hybridisierung der geordnet ausplattierten Phagenklone mit dem 1.5 kb großen proximalen Randfragment des Phagenklons λ45.94 erweitert. Durch Identifizierung weiterer überlappender Phagenklone wurde eine genomische Region von 47 kb proximal von λ45.94 überspannt (Abb. 3.17). Mit dem 9.0 kb großen proximalen *Eco*RI-Randfragment des Phagenklons λ45.57 konnte kein angrenzender Phage identifiziert werden. Zwischen den Phagenklonen λ45.109 und λ45.57 besteht somit eine Lücke im Phagencontig (Abb. 3.17). Restriktionskartierungen hatten ergeben, daß der Marker *D15S13* (189-1) auf einem 80 kb *Not*I-Fragment und einem 70 kb *Sac*II-Fragment von YAC 326F6 liegt (Buiting et al., 1993). Die *Not*I- und die *Sac*II-Schnittstelle liegen also in der Lücke des erstellten Phagencontigs.

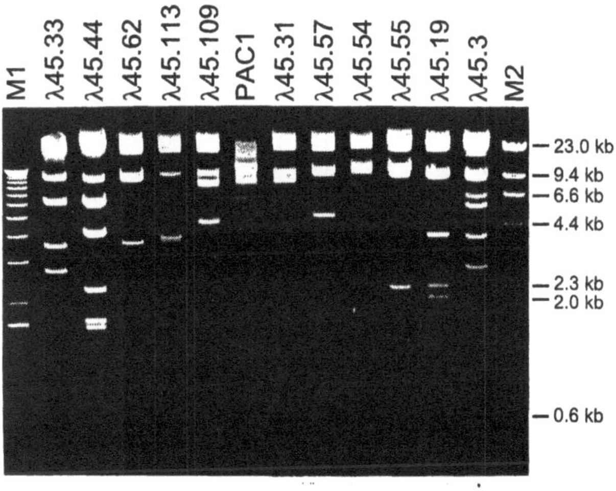

Abb. 3.16: Minimales Phagencontig für die Region von *D15S13* (189-1) bis u1D. Die DNA der Phagenklone wurde mit *Eco*RI geschnitten und gelelektrophoretisch aufgetrennt. Als Größenstandards dienten die 1 kb Leiter (M1) und *Hin*dIII-geschnittene Lambda-DNA (M2).

Abb. 3.17: (siehe nächste Seite) Minimales Phagencontig und *Eco*RI-(E)-Restriktionskarte für die 180 kb große Region von u1D bis zum rechten Ende von YAC 326F6 (Y326F6E), das auf einem 0.24 kb großen *Eco*RI-Randfragment des Phagen λ45.33 kartiert wurde. Das Phagencontig um den Marker *D15S13* (189-1) überspannt 59 kb, und das ausgehend von λ45.94 nach proximal erweiterte Phagencontig überspannt 47 kb. (cen, Centromer; tel, Telomer).

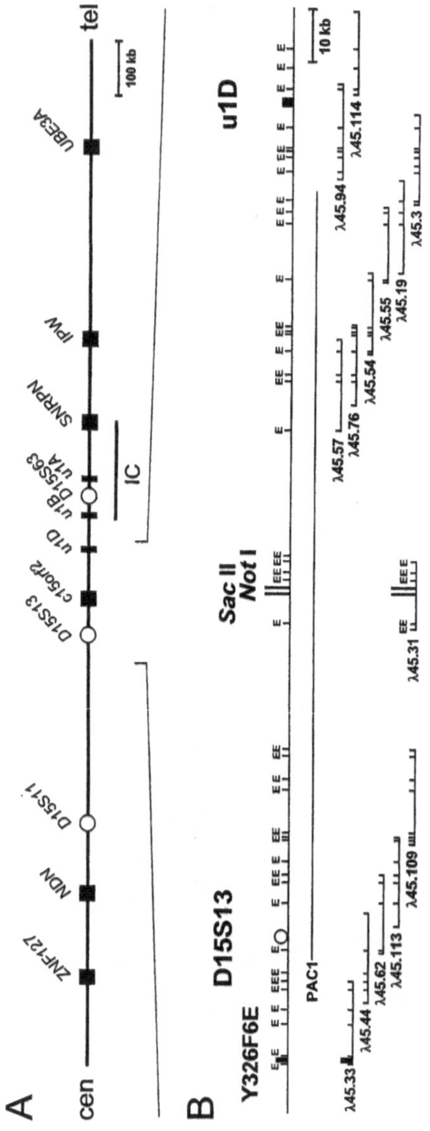

Abb. 3.17: Legende siehe vorherige Seite

3.2.1.2 Isolierung eines PAC-Klons zur Überbrückung der Lücke im Phagencontig

Die Lücke in dem erstellten Phagencontig zwischen den Phagenklonen λ45.109 und λ45.57 sollte mittels eines überlappenden PAC-Klons geschlossen werden. Dazu wurde ein 2.0 kb großes *Eco*RI-Fragment des Phagen λ45.109 auf eine humane PAC-Bibliothek hybridisiert (LLNLP704, Ioannou et al., 1994), die vom *Ressourcen Zentrum/Primär Datenbank* (RZPD), Berlin, bezogen wurde. Dabei zeigten 12 PAC-Klone ein positives Hybridisierungssignal. Die DNA der PAC-Klone wurde präpariert, mit *Eco*RI geschnitten (Abb. 3.18 A), gelelektrophoretisch aufgetrennt und ein Southern-Blot der DNA mit dem 2.0 kb großen *Eco*RI-Fragment des Phagen λ45.109 hybridisiert (Abb. 3.18 B). Von den durchnumerierten PAC-Klonen zeigten in der zweiten Hybridisierung nur noch die PACs 1, 5, 7, 9, 10 und 12 ein positives Hybridisierungssignal. Der PAC1 wurde ebenfalls in einer Hybridisierung mit einem 3.0 kb großen *Eco*RI-Fragment des distal der Lücke liegenden Phagen λ45.76 detektiert (Abb. 3.18 C). Der PAC1 überspannt somit die Lücke zwischen beiden Phagencontigs (Abb. 3.17).

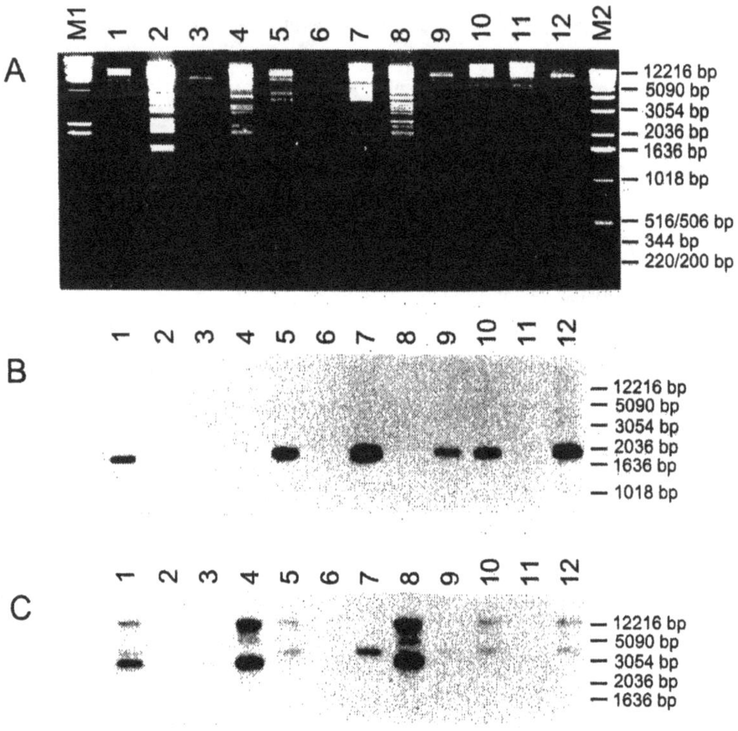

Abb. 3.18: A. *Eco*RI-geschnittene DNA der PAC-Klone 1-12, als Größenstandards dienten *Hin*dIII-geschnittene Lambda-DNA (M1) und die 1 kb Leiter (M2); **B.** Southern-Blot-Hybridisierung der geblotteten DNA mit dem 2.0 kb *Eco*RI-Fragment von λ45.109. **C.** Das 3.0 kb *Eco*RI-Fragment des Phagenklons λ45.76 detektiert in den PACs 1, 4 und 8 ein spezifisches Signal sowie kreuzhybridisierende Signale in einigen der PAC-Klone.

Eine Größenbestimmung von PAC1 erfolgte durch Restriktionsspaltung mit *Not*I, wodurch die Insertsequenz von dem 18.5 kb großen PAC-Vektor abgetrennt wird, und anschließender Auftrennung der PAC-DNA in einem TAFE-Gel (Abb. 3.19 A). Das sichtbare 70 kb große Fragment zeigte in einer Southern-Blot-Hybridisierung sowohl mit dem 2.0 kb *Eco*RI-Fragment von λ45.109 (Abb. 3.19 B), welches proximal der *Not*I-Schnittstelle liegt, als auch mit dem 3.0 kb *Eco*RI-Fragment von λ45.76 (Abb. 3.19 C), welches distal der *Not*I-Schnittstelle liegt, ein positives Hybridisierungssignal. Demnach wird der PAC1 durch *Not*I in zwei 70 kb große Fragmente geschnitten, und die Insertgröße beträgt 140 kb.

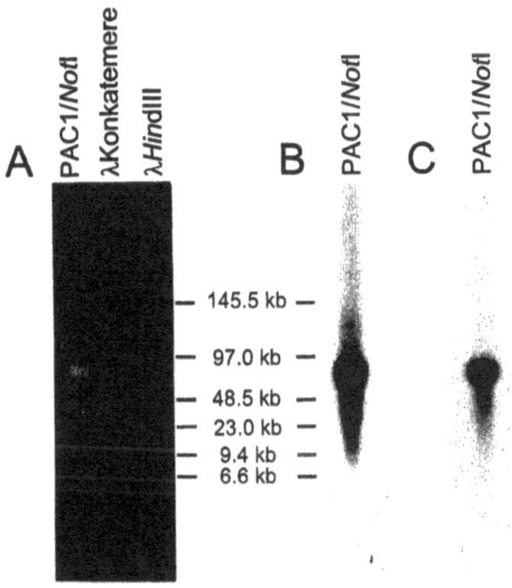

Abb. 3.19: A. Auftrennung *Not*I-geschnittener DNA des PAC1 auf einem TAFE-Gel. Als Größenstandard dienten die λ-Konkatemere und *Hin*dIII-geschnittene Lambda-DNA (λ*Hin*dIII). **B.** Southern-Blot-Hybridisierung mit einem 2.0 kb *Eco*RI-Fragment von λ45.109 und **C.** einem 3.0 kb *Eco*RI-Fragment von λ45.76.

Die Enden von PAC1 wurden mit Vektorprimern (*nested* T7 bzw. *remote* SP6) ansequenziert und anhand der Sequenz wurden STS(*sequence tagged site*)-Sonden generiert. Diese wurden als Sonden zur Hybridisierung von *Eco*RI-geschnittener DNA der Phagen aus dem Phagencontig verwendet (Abb. 3.20). Die STS-Sonde für das T7-Ende von PAC1 (PET7) überspannt die *Eco*RI-Schnittstelle zwischen dem 4.3 kb und dem 7.0 kb großen *Eco*RI-Fragment des Phagenklons λ45.44 (Abb. 3.20 A). Die STS-Sonde für das Sp6-Ende von PAC1 (PESp6) wurde auf einem 5.5 kb großen *Eco*RI-Fragment von λ45.3 und dem 3.9 kb großen Randfragment von λ45.19 kartiert. Der PAC1 überspannt demnach einen etwa 33 kb großen Bereich des proximalen Phagencontigs und etwa das gesamte 47 kb große distale Phagencontig bis λ45.94 (Abb. 3.17). Die Lücke des Phagencontigs ist etwa 60 kb groß, und das gesamte Contig aus genomischen Phagen und dem PAC1-Klon überspannt einen etwa 250 kb großen Bereich proximal von u1B (Abb. 3.17).

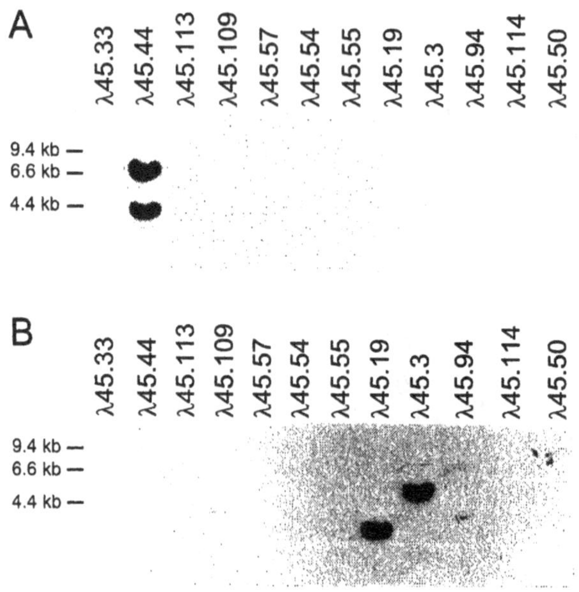

Abb. 3.20: Southern-Blot-Hybridisierung von *Eco*RI-geschnittener Phagen-DNA mit **A.** einer STS-Hybridisierungssonde für das T7-Ende (PET7) und **B.** einer STS-Hybridisierungssonde für das Sp6-Ende (PESp6) des PAC1-Klons.

3.2.2 Identifizierung und Charakterisierung einer CpG-Insel

3.2.2.1 Identifizierung einer CpG-Insel

Zur Isolierung der flankierenden genomischen Sequenz um die *Not*I- und die *Sac*II-Schnittstelle wurde die DNA des PAC1-Klons mit dem Restriktionsenzym *Eco*RI und mit *Eco*RI+*Not*I geschnitten und gelelektrophoretisch aufgetrennt (Abb. 3.21). Ein Vergleich beider Restriktionsmuster zeigte, daß ein 8.0 kb, ein 6.0 kb und ein 2.5 kb großes *Eco*RI-Fragment mit *Not*I gespalten werden. In einer Hybridisierung mit PAC-Vektorsequenzen zeigten nur das 6.0 kb und das 2.5 kb große *Eco*RI-Fragment Signale, nicht das 8.0 kb *Eco*RI-Fragment. Dieses repräsentiert demnach einen Teil der humanen Insertsequenz des PAC1 und enthält die gesuchte *Not*I-Schnittstelle. Das 8.0 kb große *Eco*RI-Fragment wird mit *Not*I in ein 6.6 kb und ein 1.4 kb großes Fragment gespalten (Abb. 3.21). Beide Fragmente wurden subkloniert, mit Vektorprimern ansequenziert und die Sequenz mittels *primer walking* erweitert. Das 6.6 kb große *Eco*RI+*Not*I-Fragment enthält die *Sac*II-Schnittstelle 200 bp von der *Not*I-Schnittstelle entfernt.

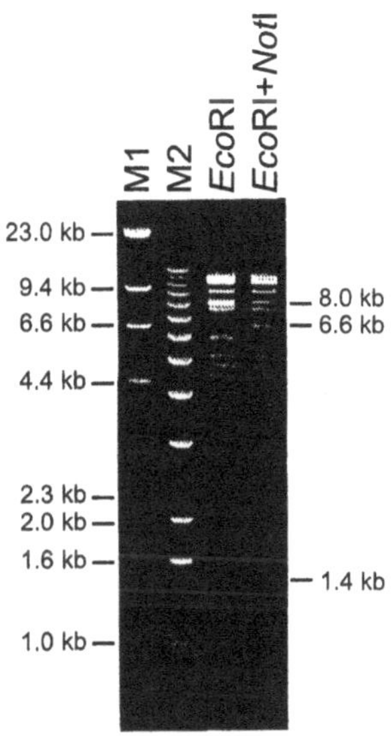

Abb. 3.21: Restriktionsspaltung der DNA des PAC1-Klons mit *Eco*RI bzw. *Eco*RI/*Not*I. Als Größenstandards dienten *Hin*dIII-geschnittene Lambda-DNA (M1) und die 1 kb Leiter (M2). Ein 8.0 kb *Eco*RI-Fragment des PAC1 wird durch *Not*I in ein 6.6 kb und ein 1.4 kb großes Fragment gespalten.

Das 1.4 kb *Eco*RI+*Not*I-Fragment des PAC1-Klons wurde als Sonde auf die geordnet ausplattierten Phagenklone hybridisiert und detektierte den genomischen Phagen λ45.31. Dieser enthält das 8.0 kb große *Eco*RI-Fragment mit der *Not*I- und der *Sac*II-Schnittstelle sowie ein 1.9 kb, ein 1.7 kb und ein 1.1 kb *Eco*RI-Fragment (Abb. 3.17). Mit den Endfragmenten von λ45.31 konnten jedoch keine weiteren überlappenden Phagen isoliert werden.

Mit dem *BasePairPlot*-Programm der *Heidelberg Unix Sequence Analysis Resources* (HUSAR) wurde etwa 1 kb genomische Sequenz um die *Not*I-Schnittstelle auf eine mögliche CpG-Insel hin untersucht. In einem 250 bp großen Nukleotidsequenzbereich entsprechen der prozentuale GC-Gehalt und der Quotient CpG_{obs}/CpG_{exp} den Anforderungen für eine CpG-Insel (Gardiner-Garden und Frommer, 1987) (Abb. 3.22). Die putative CpG-Insel beinhaltet die *Sac*II-Schnittstelle und endet 11 bp vor der *Not*I-Schnittstelle. Innerhalb der CpG-Insel wurde eine putative Bindungsstelle (CCGCCC) für den Transkriptionsfaktor Sp1 identifiziert (Abb. 3.22), der spezifisch in Promotorbereichen von Genen bindet und bei der Transkriptionsinitiation eine Rolle spielt. Eine zweite mögliche Sp1-Bindungsstelle überspannt einen Teil der *Not*I-Schnittstelle.

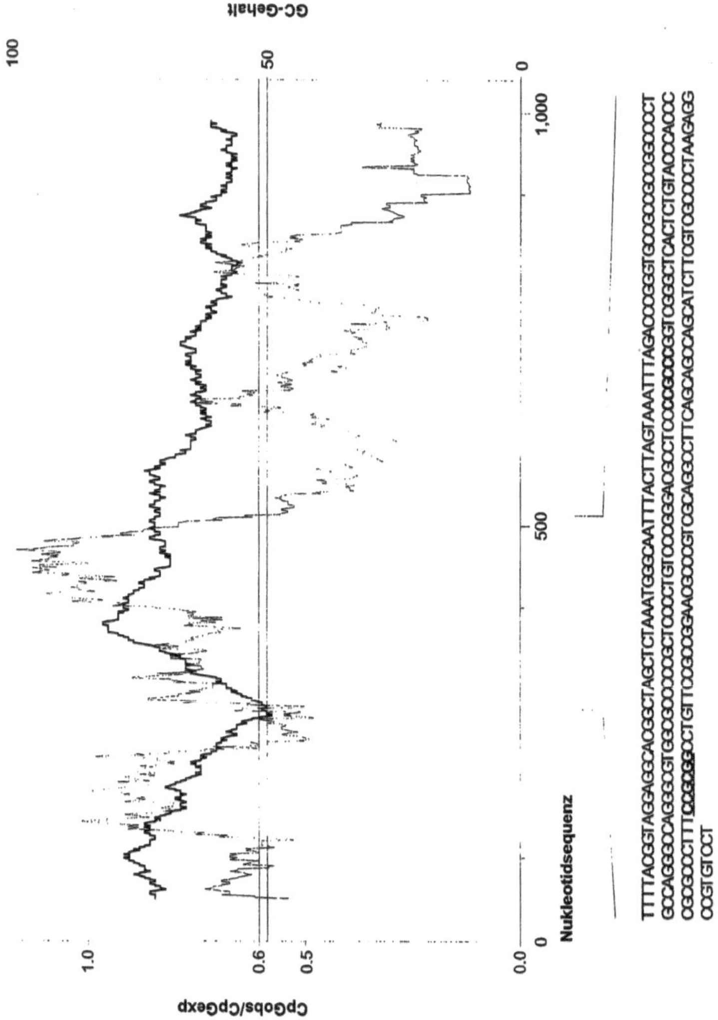

Abb. 3.22: Darstellung der Berechnungen für CpG-Inseln für eine 1 kb große genomische Sequenz in der Region um die *Sac*II- und *Not*I-Schnittstelle. Der prozentuale GC-Gehalt (Linie fett) und der Quotient CpG_{obs}/CpG_{exp} einer 250 bp großen Nukleotidsequenz (Position 264 bis 513) entsprechen den Kriterien einer CpG-Insel (Gardiner-Garden und Frommer, 1987). Die putative Sp1-Bindungsstelle ist fett gedruckt und die *Sac*II-Schnittstelle ist fett gedruckt und unterstrichen.

3.2.2.2 Methylierungsstatus der *Sac*II- und *Not*I-Restriktionsschnittstelle

In CpG-Inseln von transkriptionsaktiven Sequenzen liegen CpG-Dinukleotide generell unmethyliert vor. In Genen, die der genomischen Prägung unterliegen, sind CpG-Inseln dagegen meistens elternspezifisch methyliert. Der Methylierungsstatus der *Sac*II- und der *Not*I-Schnittstelle wurde in DNA aus Blut, fötalem Ovar, Chorion, Plazenta, Amnion, adultem Testis, Spermien und Gehirn untersucht. Dazu wurde die DNA mit *Eco*RI und *Sac*II bzw. *Not*I gespalten. Die beiden methylierungssensitiven Enzyme *Sac*II und *Not*I schneiden die jeweilige Erkennungssequenz in der DNA nur, wenn diese unmethyliert ist. In einer Southern-Blot-Analyse wurde die restringierte DNA mit einer über PCR hergestellten 716 bp großen Sonde (hp1) hybridisiert (Abb. 3.23). Die Sonde hp1 enthält eine Sequenz des 1.4 kb großen *Eco*RI+*Sac*II- bzw. *Eco*RI+*Not*I-Fragments von PAC1, die etwa 370 bp von der CpG-Insel entfernt liegt (Abb. 3.23 A). hp1 detektiert entweder ein 8.0 kb *Eco*RI-Fragment (*Sac*II- bzw. *Not*I-Schnittstelle methyliert) oder ein 1.4 kb großes Fragment (*Sac*II- bzw. *Not*I-Schnittstelle unmethyliert). In der DNA aus Spermien sind die *Sac*II- und die *Not*I-Schnittstelle unmethyliert (Abb. 3.23 B + C). In der DNA der anderen untersuchten Gewebe sind sie dagegen methyliert (Abb. 3.23 B + C). In einem kleinen Teil der Zellen in fötalem Ovar, Chorion, Plazenta und adultem Testis liegen die *Sac*II- und *Not*I-Schnittstelle unmethyliert vor. Im Gegensatz zu anderen methylierungssensitiven Restriktionsschnittstellen in der Region 15q11-q13 (3.1.1.5) sind die *Sac*II- und die *Not*I-Schnittstelle also nicht elternspezifisch methyliert.

Abb. 3.23: (siehe nächste Seite) **A.** Restriktionskarte des 8.0 kb *Eco*RI-Fragments mit der *Sac*II- und *Not*I-Schnittstelle. Gezeigt ist die relative Lage der Hybridisierungssonde hp1 (schwarzer Kasten) und der CpG-Insel (weißer Kasten). **B.** Methylierungsmuster der *Sac*II-Schnittstelle und **C.** Methylierungsmuster der *Not*I-Schnittstelle in verschiedenen Geweben. Die genomische DNA aus Blut, fötalem Ovar, Chorion, Plazenta, Amnion, adultem Testis, Spermien und Gehirn wurde mit *Eco*RI und *Eco*RI+*Sac*II bzw. *Eco*RI+*Not*I geschnitten und mit der Sonde hp1 hybridisiert, die entweder ein 8.0 kb *Eco*RI-Fragment (*Sac*II- bzw. *Not*I-Schnittstelle methyliert) oder ein 1.4 kb großes Fragment (*Sac*II- bzw. *Not*I-Schnittstelle unmethyliert) detektiert.

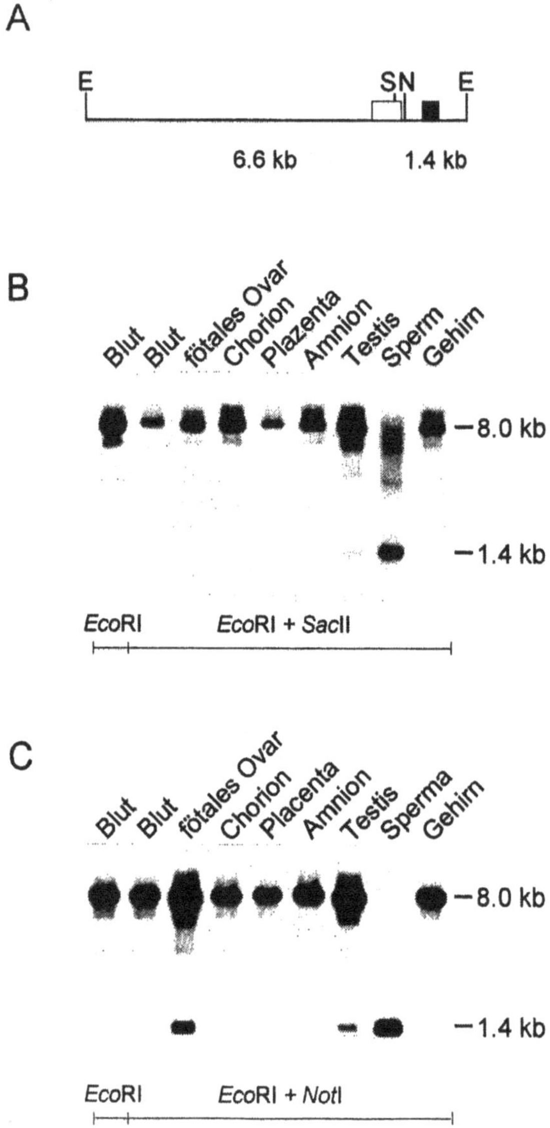

Abb. 3.23: Legende siehe vorherige Seite

3.2.2.3 Northern-Blot-Analyse

Zur Analyse des Transkriptionspotentials der CpG-Insel wurden Northern-Blots der Firma Clontech, die RNA aus multiplen fötalen und adulten Geweben enthalten, mit der Hybridisierungssonde hp1 hybridisiert. Dabei wurde ein 7.5 kb Transkript ausschließlich in adulter Testis RNA identifiziert (Abb. 3.24 A). Demnach ist die neu identifizierte CpG-Insel in der PWS-Region mit einem Testis-spezifischen Gen assoziiert. Zur Kontrolle der Qualität und Mengenverhältnisse der RNA-Spuren wurden die Blots mit einer Sonde für das ß-Actin-Gen hybridisiert (Firma Clontech) (Abb. 3.24 B).

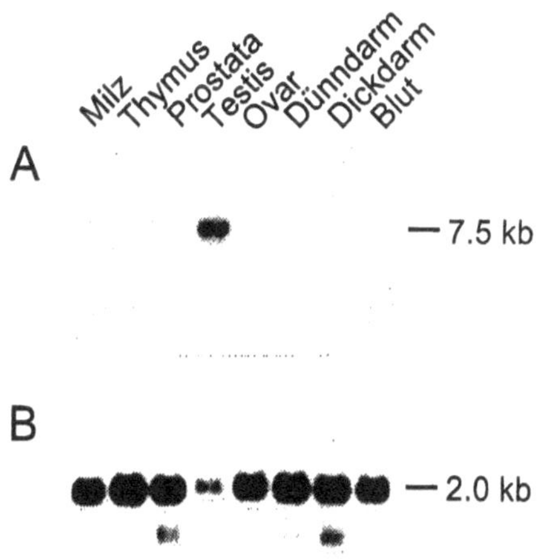

Abb. 3.24: Northern-Blot-Analyse mit RNA aus adulten Geweben. **A.** Die Sonde hp1 detektiert in RNA aus adultem Testisgewebe ein 7.5 kb großes Transkript (Expositionszeit: 24 h). **B.** Zur Kontrolle der RNA-Qualität wurde der Blot mit einer Sonde für ß-Actin rehybridisiert, welche ein 2 kb großes und in RNA aus Prostata, Dünndarm und Dickdarm zusätzlich ein 1.6 kb großes Transkript detektiert (Expositionszeit: 4h).

3.2.3 Charakterisierung des Testis-spezifischen Gens *c15orf2*

3.2.3.1 Identifizierung eines 3.5 kb langen offenen Leserahmens

Zur Analyse der genomischen Organisation des 7.5 kb großen Testis-spezifischen Transkripts in der PWS-Region wurde die aus dem 6.6 kb und dem 1.4 kb großen *Eco*RI+*Not*I-Fragment isolierte genomische Sequenz über *primer walking* an der DNA des PAC1 erweitert und eine insgesamt mehr als 9.0 kb große genomische Sequenz isoliert. Eine Sequenzanalyse ergab, daß in der CpG-Insel ein offener Leserahmen (*open reading frame*, ORF) beginnt, der sich über 3471 bp erstreckt und für ein putatives Protein von 1156 Aminosäuren codiert. Gemäß der HUGO Nomenklatur wurde das neue Gen *c15orf2* (*chromosome 15 open reading frame 2*) genannt.

Das erste von mehreren möglichen Startcodons (ATG) liegt in der CpG-Insel. Die Umgebung dieses Startcodons wurde mit der Konsensussequenz für Translationsinitiationsmotive (Kozak, 1987; Kozak, 1999) verglichen (Tab. 3.8). Die am höchsten konservierte Nukleotidposition in der Konsensussequenz ist ein Purin drei Nukleotide stromaufwärts des ATG-Codons (Position –3). In 61% der Translationsinitiationsstellen steht an dieser Position ein Adenin (A). Vor dem ersten möglichen Startcodon von *c15orf2* steht an dieser Position ein Pyrimidin (T) (Tab. 3.8). An der zweiten hochkonservierten Nukleotidposition von Translationsinitiationsstellen (Position +4) steht hinter dem ersten ATG-Codon des ORFs von *c15orf2*, entsprechend der Konsensussequenz, ein hochkonserviertes Guanin (G), welches in 46% der Translationsinitiationsmotive vorkommt. Einige funktionelle Translationsinitiationsstellen kompensieren ein Pyrimidin an der Position –3 durch ein Guanin (G) an Position +4 (Kozak, 1987). Die folgenden alternativen ATG-Codons im ORF sind in keiner der beiden Positionen hochkonserviert (Tab. 3.8). Das erste Startcodon, in dessen flankierender Sequenz beide Stellen hochkonserviert sind, liegt erst an der Aminosäureposition 450 des ORFs. Gibt es für ein Transkript mehrere ATG-Codons, die in einer für die Translationsinitiation geeigneten Umgebung liegen, so wird das am weitesten 5' liegende ATG benutzt (Kozak, 1995). Mit hoher Wahrscheinlichkeit ist demnach das erste ATG-Startcodon in der CpG-Insel funktionell.

Tab. 3.8: Vergleich der Sequenzen der ersten 10 möglichen Startcodons (ATG) von *c15orf2* mit der Konsensussequenz für Translationsinitiationsmotive (Kozak, 1987).

ATG-Nr.:	**Aminosäureposition im ORF**	**Konsensus:** $C_{35}C_{35}C_{35}G_{33}C_{39}C_{37}G_{44}C_{39}C_{53}\mathbf{A}_{61}C_{49}C_{55}\mathbf{ATGG}_{46}$
1	1	$G_{23}G_{21}C_{35}T_{18}A_{19}G_{20}C_{19}T_{20}C_{53}T_{01}A_{27}A_{15}\mathbf{ATGG}_{46}$
2	99	$A_{23}G_{21}G_{22}A_{23}A_{19}G_{20}A_{17}C_{39}A_{25}C_{02}C_{49}C_{55}\mathbf{ATG}C_{16}$
3	122	$C_{35}C_{35}T_{18}C_{26}C_{39}C_{37}A_{17}G_{23}C_{53}C_{02}G_{13}C_{55}\mathbf{ATG}T_{15}$
4	221	$T_{19}C_{35}A_{25}G_{33}A_{19}A_{23}A_{17}A_{18}C_{53}\mathbf{A}_{61}G_{13}C_{55}\mathbf{ATG}A_{23}$
5	239	$G_{23}A_{26}A_{25}G_{33}G_{23}C_{37}C_{19}C_{39}T_{07}G_{36}C_{49}C_{55}\mathbf{ATG}C_{16}$
6	297	$C_{35}C_{35}G_{22}A_{23}T_{19}T_{20}C_{19}C_{39}G_{15}C_{02}T_{11}G_{21}\mathbf{ATG}T_{15}$
7	302	$T_{19}C_{35}C_{35}G_{33}G_{23}A_{23}A_{17}A_{18}G_{15}\mathbf{A}_{61}G_{13}G_{21}\mathbf{ATG}C_{16}$
8	330	$T_{19}G_{21}C_{35}A_{23}A_{19}A_{23}A_{17}G_{23}G_{15}\mathbf{A}_{61}A_{27}A_{15}\mathbf{ATG}T_{15}$
9	389	$A_{23}A_{26}A_{25}A_{23}C_{39}A_{23}G_{44}A_{18}G_{15}\mathbf{A}_{61}C_{49}C_{55}\mathbf{ATG}A_{23}$
10	450	$A_{23}C_{35}C_{35}A_{23}C_{39}A_{23}C_{19}C_{39}A_{25}\mathbf{A}_{61}A_{27}A_{15}\mathbf{ATGG}_{46}$

Der offene Leserahmen endet mit einem Stopcodon (TAA) 3471 bp hinter dem ersten ATG-Codon. Eine Hybridisierung eines Northern-Blots mit einer PCR-Sonde (hp3) distal des Stopcodons zeigte dasselbe 7.5 kb große Signal wie die Sonde hp1. Die genomische

Sequenz hinter dem Stopcodon wird also ebenfalls transkribiert und repräsentiert den 3' untranslatierten Bereich (3' UTR). Aufgrund des langen intakten ORFs wurde angenommen, daß es sich bei *c15orf2* um ein intronloses Gen handelt, dessen Genende ca. 7.5 kb von der CpG-Insel entfernt liegt. Eine Datenbanksuche mit dieser putativen 7.5 kb Gensequenz ergab keine Homologien zu bereits bekannten EST-Sequenzen. Ein Datenbankabgleich mit der Aminosäuresequenz zeigte ebenfalls keine signifikanten Ähnlichkeiten zu bereits bekannten Proteinen oder Proteinmotiven.

3.2.3.2 Isolierung von cDNA-Klonen und 3' RACE

Zur Isolierung von cDNA-Klonen wurden entlang der putativen 7.5 kb Gensequenz von *c15orf2* PCR-Sonden generiert und für die Hybridisierung von cDNA-Bibliotheken aus humanem Testis verwendet. Mit einer Sonde (hp2), die eine etwa 1.5 kb von der CpG-Insel entfernt liegende Sequenz enthält, wurde aus einer cDNA-Bibliothek aus humanem Testis der Firma Stratagene (#939202) der Klon λCpG3.1 isoliert, der 4.6 kb der putativen Gensequenz überspannt. Im Vergleich zu der genomischen Sequenz weist λCpg3.1 eine Lücke von 381 bp auf, die 127 Aminosäuren des ORFs beinhaltet. Die flankierenden Sequenzen der Lücke stellen jedoch keine konservierten Spleißstellen dar. Stattdessen wird die Lücke in λCpG3.1 in der genomischen Sequenz an beiden Seiten von einer 8 bp Sequenz (TGCCTCAG) flankiert, die in λCpG3.1 nur einmal vorhanden ist. Vermutlich ist die 381 bp Sequenz durch ein Rekombinationsereignis zwischen den beiden 8 bp Sequenzen verlorengegangen. Der Klon λCpG3.1 endet mit einem 19 bp langen poly-A-Schwanz. Da in der genomischen Sequenz an dieser Stelle 5 Adeninbasen liegen, ist die Anlagerung des poly-dT-Primers bei der Herstellung der cDNA-Bibliothek vermutlich unspezifisch erfolgt. Bei diesem Klon handelt es sich also wahrscheinlich um eine genomische Kontamination der cDNA-Bibliothek.

Durch eine Hybridisierung einer adulten Testis-cDNA-Bibliothek der Firma Clontech (HL1010b) mit der Sonde hp4, die eine Sequenz aus der 3' untranslatierten Region (UTR) etwa 6.1 kb von dem ersten ATG-Codon entfernt enthält (Abb. 3.25), wurden zwei cDNA-Klone identifiziert (c1, c2). Der Klon c1 enthält 1.7 kb und der Klon c2 enthält 1.4 kb der putativen 7.5 kb Gensequenz. In diesen Bereichen sind die Sequenzen der beiden Klone kolinear mit der genomischen Sequenz. Beide cDNA-Klone haben einen poly-A-Schwanz, der direkt und ohne dazwischenliegende Nukleotide auf ein Polyadenylierungssignal

(AATAAA) folgt (Tab. 3.9). Die genomische Distanz zwischen dem AATAAA-Signal und der CpG-Insel entspricht einer Transkriptgröße von 7.5 kb (Abb. 3.25).

Parallel zu der Hybridisierung von cDNA-Bibliotheken aus adultem Testisgewebe wurde eine 3' RACE (2.2.14.2) mit dem Marathon-Ready™ cDNA Amplification Kit der Firma Clontech durchgeführt. Dabei wurde der Linkerprimer des Marathon-Kits (AP1) mit einem *c15orf2*-spezifischen Primer (p3R8) kombiniert und ein 1.2 kb großes Produkt an Marathon-Ready™ cDNA aus adultem Testisgewebe amplifiziert. Das 3' RACE-Produkt wurde subkloniert und die Sequenzierung von sechs Subklonen (RS1-6) zeigte, daß alle Klone einen poly-A-Schwanz direkt hinter dem Polyadenylierungssignal AATAAA enthalten, das in den cDNA-Klonen identifiziert worden war. Innerhalb des AATAAA-Signals zeigen die 3' RACE-Sequenzen Nukleotidabweichungen (Tab. 3.9), die vermutlich bei der cDNA-Synthese entstanden sind. Die 3' RACE Ergebnisse bestätigen somit das durch die beiden cDNA-Klone c1 und c2 identifizierte 3' Ende des 7.5 kb Transkripts. Normalerweise erfolgt die Spaltung und Polyadenylierung in der prä-mRNA etwa 11-23 bp stromabwärts eines AAUAAA-Signals (Chen et al., 1995). Eine weitere Sequenzanalyse der DNA-Region ergab 13 bp stromaufwärts des AATAAA-Signals ein unkonventionelles Polyadenylierungssignal (AGTAAA) (Wickens et al., 1990) (Tab. 3.9), welches vermutlich in der *c15orf2*-mRNA funktionell ist.

Tab. 3.9: Sequenzvergleich der genomischen Sequenz, isoliert aus dem Klon PAC1 (P1) mit den 3' Enden der cDNA-Klone (c1, c2) und der 3' RACE Subklone (RS1-6). Die beiden putativen Polyadenylierungsstellen sind unterstrichen, Abweichungen zur genomischen Sequenz sind in Kleinbuchstaben gezeigt und Adeninbasen (A), die zum poly-A-Schwanz gehören, sind kursiv dargestellt.

Klon-Name	Sequenz
P1	A G T A A A A A T G G C C T T A C T A A A T A A A T T T A T G
c1	A G T A A A A A T G G C C T T A C T A A A T A A A *A A A A A A*
c2	A G T A A A A A T G G C C T T A C T A A A T A A A *A A A A A A*
RS1	A G T A A A A A T G G C C T T A C g *A A A A A A A A A A A A A*
RS2	A G T A A A A A T G G C C T T A C T A A A T c *A A A A A A A A*
RS3	A G T A A A A A T G G C C T T A C T A A A T A A g c *A A A A A*
RS4	A G T A A A A A T G G C C T T A C c *A A A A A A A A A A A A A A*
RS5	A G T A A A A A T G G C C T T *t* C T A A A g *A A A A A A A A A*
RS6	A G T A A A A A T G G C C T T A C T A A g T *A A A A A A A A A*

Ein Datenbankabgleich mit der genomischen Sequenz um die beiden Polyadenylierungssignale ergab, daß die AGUAAA- sowie die AAUAAA-Sequenz beide Teil eines *long terminal repeats* (LTR10C) von 579 bp sind. LTR-Sequenzen sind charakteristische Bereiche an beiden Enden von Retroviren, die Promotorelemente sowie Signale für die Polyadenylierung der viralen RNA enthalten. Abbildung 3.25 zeigt eine Übersicht über die genomische Organisation von *c15orf2,* über die verwendeten Hybridisierungssonden und die identifizierten cDNA-Klone. Die vollständige Nukleotidsequenz und die Aminosäuresequenz von *c15orf2* sind in Abbildung 3.26 dargestellt und wurde in die Datenbank (*GenBank*) eingegeben (AF179681).

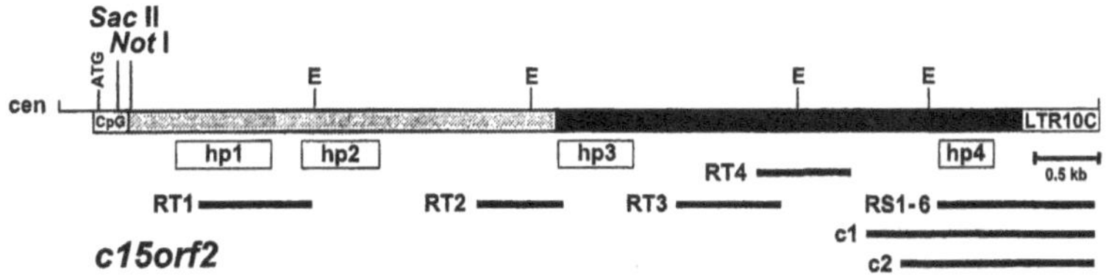

Abb. 3.25: Genomische Organisation der Gensequenz von *c15orf2*. Gezeigt sind die Schnittstellen für *Not*I (N); *Sac*II (S) und *Eco*RI (E). Der offenen Leserahmen von 3471 bp codiert für eine 1156 lange Aminosäuresequenz (grauer Kasten). Der 3' UTR (schwarzer Kasten) endet in einer *long terminal repeat*-Sequenz (LTR10C), die das Polyadenylierungssignal AGTAAA enthält. Dargestellt sind die cDNA-Klone (c1, c2), die 3' RACE-Subklone (RS 1-6) und die in 3.2.3.3 beschriebenen RT-PCR Produkte (RT1-4).

Abb. 3.26: (siehe nächste Seite) Nukleotid- und Aminosäuresequenz von *c15orf2*. Die Numerierung der Nukleotide ist an dem ersten ATG-Startcodon des ORFs (Nukleotidposition 1) orientiert (fett gedruckt, unterstrichen). Dieses ATG liegt innerhalb der CpG-Insel (Nukleotidposition –30 bis 220). Die *Sac*II- und die *Not*I-Restriktionsschnittstelle sind fett gedruckt, das Stop-Codon (TAA) an Position 3469 ist durch ein Sternchen markiert, die Sequenz des *long terminal repeats* (LTR10C) (Position 6996-7574) ist unterstrichen und die Polyadenylierungssignale AGTAAA (Position 7497) und AATAAA (Position 7516) im LTR sind fett gedruckt.

```
AGCGCCGGGCCAGGGCTAAGGAACAGGCAGAGCCGGCGCCCAGGTGACAAGAGCTCTGGC -300
GATGGGCCCGCAGGCCCCAGCAGTTCCCTCATAGAGGCCACGCGGTGCAACACCTGCCAC -240
CGGCAGCGGGGCTTCCGGGGGTCCTGGGGCAGCTGGGGCCGACGGGGCGTCGCCCTTTGC -180
CCTCTGACCCCTGCCTTTTGCGCCCCCGCTGGCGCTCCCTGGTTCTGTGAGGAACCTCGC -120
GGCGGCGTCGCAGGCGTAGAGCCAGTCAGTTTGTGCTTGGTCGCCAGAGGAGGCGGTGGC -60
TGAGGAGAGTTGAGTCCACTGCTGACCCTGTTTTACGGTAGGAGGCACGGCTAGCTCTAA -1
ATGGGCAATTTACTTAGTAAATTTAGACCCGGGTGCCGCCGCCGGCCCCTGCCAGGGCCA 60
M  G  N  L  L  S  K  F  R  P  G  C  R  R  R  P  L  P  G  P
GGGCGTGGCGCCCCCGCTCCCCTGTCCCGGGACGCCTCCCCGCCCGGTCGGGCTCACTCT 120
G  R  G  A  P  A  P  L  S  R  D  A  S  P  P  G  R  A  H  S
GTACCCACCCCGCGCCCTTTCCGCGGCCTGTTCCGCCGGAACGCCCGTCGCAGGCCTTCA 180
V  P  T  P  R  P  F  R  G  L  F  R  R  N  A  R  R  R  P  S
GCAGCCAGCATCTTCGTCGCCCCTAAGAGGCCGTGTCCTCTCCCTCGGGCTGCGGCCGCC 240
A  A  S  I  F  V  A  P  K  R  P  C  P  L  P  R  A  A  A  A
CCTCTGGGGGTCCTGCCGGCTGTGGGTTGGGGGCTGGCCATCAGGAAGACACCCATGCTG 300
P  L  G  V  L  P  A  V  G  W  G  L  A  I  R  K  T  P  M  L
CCTGCTCGGAACCCCCCGAGGTTTGGACACCCCAGTTCCGTAAGGATCCCTCCTCCCAGC 360
P  A  R  N  P  P  R  F  G  H  P  S  S  V  R  I  P  P  P  S
AAGGCCAGGAAGCCCATCCCAGCCACTCTCCTGGAGGAGACCGAGCGCATGTTCACTCTC 420
R  M  F  T  L  L  L  P  S  P  R  E  P  A  V  K  A  R  K  P
CTGCTGCCTTCACCACGTGAGCCGGCGGTCGTGTGGGCCCAAGAAGGGCCCAGAAGAGTG 480
I  P  A  T  L  L  E  E  T  E  V  W  A  Q  E  G  P  R  R  V
AAGAAGGATGAGGATCCGGTGCAGATCGAAGGGGAGGATGACGAGAAAAGGACCCCCCTT 540
K  K  D  E  D  P  V  Q  I  E  G  E  D  D  E  K  R  T  P  L
AGCAGCGGAGAAGCATCGTCCACATCCAGGTCCCAGGGCACCCAGGGAGACGTGGCCTCC 600
S  S  G  E  A  S  S  T  S  R  S  Q  G  T  Q  G  D  V  A  S
TTCAGATGCAGCCCTGGGCCTCTGGAGGGAAATGTCTACCACAAGTTCTCAGAAAACAGC 660
F  R  C  S  P  G  P  L  E  G  N  V  Y  H  K  F  S  E  N  S
ATGAGTGAGAAGGCCCAGGCGTCTCCAGCGAGCTCCTGCTTGGAAGGCCCTGCCATGCCC 720
M  S  E  K  A  Q  A  S  P  A  S  S  C  L  E  G  P  A  M  P
AGCACACACAGCCAGGCCGGATGTGCCCGGCATCTTCGAAAGCCTGATCCGGATGCAACA 780
S  T  H  S  Q  A  G  C  A  R  H  L  R  K  P  D  P  D  A  T
GCGCCCCCTGAGCCAGCCGTTGGCTGCTCCCTGCTGCAGCAGAAGTTGGCTGCGGAAGTG 840
A  P  P  E  P  A  V  G  C  S  L  L  Q  Q  K  L  A  A  E  V
CTGAATGAAGAGCCACCGCCCAGCTCCCTAGGCTTGCCGATTCCGCTGATGTCCGGAAAG 900
L  N  E  E  P  P  P  S  S  L  G  L  P  I  P  L  M  S  G  K
AGGATGCCTGATGAGAAGCCTTTCTGTATTCCTCCAAGGAGCGCTGCTCCTCCCAGAGCT 960
R  M  P  D  E  K  P  F  C  I  P  P  R  S  A  A  P  P  R  A
GCCCGCAACAGGCCCTGCAAAAGGAAAATGTCGATTCCATTGCTGCTGCCGCTGCCCCCT 1020
A  R  N  R  P  C  K  R  K  M  S  I  P  L  L  L  P  L  P  P
TCACTGCCATTGCTGTGGGATCGAGGTGAGCTTCCCCCACCTGCTAAGCTCCCCTGCCTG 1080
S  L  P  L  L  W  D  R  G  E  L  P  P  P  A  K  L  P  C  L
TCTGTTGAGGGAGACCTACACACCTTGGAGAAGAGCCCTGAGTATAAAAGGAATAGCAGA 1140
S  V  E  G  D  L  H  T  L  E  K  S  P  E  Y  K  R  N  S  R
ATCTTGGAGGATAAAACAGAGACCATGACAAACAGCAGCATCACCCAGCCTGCCCCTTCT 1200
I  L  E  D  K  T  E  T  M  T  N  S  S  I  T  Q  P  A  P  S
TTCTCCCAACCTGTGCAGACCACAGACTCCCTGCCCCTGACCACTTACACTTCCCAGGTC 1260
F  S  Q  P  V  Q  T  T  D  S  L  P  L  T  T  Y  T  S  Q  V
TCAGCTCCTTTGCCCATCCCTGACTTGGCTGACCTGGCTACTGGACCCCTCATCCTGCCT 1320
S  A  P  L  P  I  P  D  L  A  D  L  A  T  G  P  L  I  L  P
ATCCCTCCACTTTCCACCACACCAAAAATGGATGAGAAAATAGCATTCACAATCCCTAAC 1380
I  P  P  L  S  T  T  P  K  M  D  E  K  I  A  F  T  I  P  N
TCTCCTCTGGCTCTTCCTGCTGACCTTGTTCCCATTTTGGGTGATCAGTCTAATGAGAAA 1440
S  P  L  A  L  P  A  D  L  V  P  I  L  G  D  Q  S  N  E  K
GGAGGCTCTTATAATTCAGTCGTAGGAGCAGCGCCTCTCACTTCTGACCCCCCAACACCT 1500
G  G  S  Y  N  S  V  V  G  A  A  P  L  T  S  D  P  P  T  P
CCTAGCTCCACACCCTCCTTCAAGCCTCCCGTCACAAGGGAGTCCCCAATATCTATGTGT 1560
P  S  S  T  P  S  F  K  P  P  V  T  R  E  S  P  I  S  M  C
GTGGATTCCCCTCCTCCTCTTTCCTTCCTGACTCTTCTTCCAGTCCCTTCCACCGGGACC 1620
V  D  S  P  P  P  L  S  F  L  T  L  L  P  V  P  S  T  G  T
TCAGTTATCACCAGCAAGCCTATGAATTCCACGTCAGTCATTTCCACTGTCACAACAAAC 1680
S  V  I  T  S  K  P  M  N  S  T  S  V  I  S  T  V  T  T  N
GCATCTGCCCACCTAACCTCACAGACTGCGGTAGACCCTGAAGTAGTTAATATGGATACT 1740
A  S  A  H  L  T  S  Q  T  A  V  D  P  E  V  V  N  M  D  T
ACTGCCCCATCTCAGGTTGTTATTTTCACATCTTCCCTAAGCTCCAGAGTGAGCTCTCTC 1800
T  A  P  S  Q  V  V  I  F  T  S  S  L  S  S  R  V  S  S  L
CCAAATTCCCAAATACATTGCAGTGCAGAGCAGAGGCACCCGGGAAAGACATCAGTCTAC 1860
P  N  S  Q  I  H  C  S  A  E  Q  R  H  P  G  K  T  S  V  Y
ACATCCCCACTTCCATTTATATTCCACAATACCACCCCAAGTTTTAACCAACTCTTTGGA 1920
T  S  P  L  P  F  I  F  H  N  T  T  P  S  F  N  Q  L  F  G
AAAGAAGCCACCCCTCAGCCCAAATTTGAGGCTCCTGATGGGCAGCCGCAGAAAGCTTCT 1980
K  E  A  T  P  Q  P  K  F  E  A  P  D  G  Q  P  Q  K  A  S
CTCCCCAGTGCCTGTGTTTTCCTGAGCCTTCCCATCATTCCTCCTCCAGACACCTCCACT 2040
L  P  S  A  C  V  F  L  S  L  P  I  I  P  P  P  D  T  S  T
TTAGTGAACAGTGCCTCTACAGCATCATCATCCAAACCTCCCATTGAAACCAATGCTATG 2100
L  V  N  S  A  S  T  A  S  S  S  K  P  P  I  E  T  N  A  M
CATACCACTCCTCCTTCCAAGGCTGTCATCTTGCAGTCTGCCTCTGTCTCCAAGAAGTAC 2160
H  T  T  P  P  S  K  A  V  I  L  Q  S  A  S  V  S  K  K  Y
CTCCCATTTTACCTGGGGCTTCCTGGTTCTGGGAACACACAACCCAGCGGCAACACTGCC 2220
L  P  F  Y  L  G  L  P  G  S  G  N  T  Q  P  S  G  N  T  A
TCAGTCCAAGGCTCCACCAGTTTGCCTGCACAGTCAGTCAGGGCACCAGCTACAGCTTCC 2280
S  V  Q  G  S  T  S  L  P  A  Q  S  V  R  A  P  A  T  A  S
AACCATCCTTTAAATCCAGGAGCCACCCCTCAACCCAAATTTGGGGCCCCTGATGGGCCG 2340
N  H  P  L  N  P  G  A  T  P  Q  P  K  F  G  A  P  D  G  P
CAGCAGAAAACCTCTCTCCCCAGTGCCCATGATTTCCTGAGCCTTCCTATCATGGTTCCT 2400
Q  Q  K  T  S  L  P  S  A  H  D  F  L  S  L  P  I  M  V  P
CCAGACACCTCCACTTTAGTGAGCAGTGCCTCTGCAGCATCGTTATCCAAGCCTGCCATT 2460
P  D  T  S  T  L  V  S  S  A  S  A  A  S  L  S  K  P  A  I
GACACCAGTGACATGAATACCACCCCTCCTTCCAAAACTGTCATCTTGCAGTCTACCTTT 2520
D  T  S  D  M  N  T  T  P  P  S  K  T  V  I  L  Q  S  T  F
GTCTCCAGGAAGGAGGAGTACATCCGATTTTATATGGGGCTTCCTGGTTCTGGGAACACA 2580
V  S  R  K  E  E  Y  I  R  F  Y  M  G  L  P  G  S  G  N  T
CTACACAGTGACAGCATTGCCTCAGCCCAAGTCTCCACCAGTTTTCCTGCACAGGCAGAT 2640
L  H  S  D  S  I  A  S  A  Q  V  S  T  S  F  P  A  Q  A  D
AGGAGACCAACCACAACTTCCAGCCATCCTTTAAATACAGGATCCATCTCTCATTCCACA 2700
R  R  P  T  T  T  S  S  H  P  L  N  T  G  S  I  S  H  S  T
CTTGGGGCCACTGATGGGCAGCAGAAGTCTGACAGTTCTTTTATTCTGGGGAATCCAGCA 2760
L  G  A  T  D  G  Q  Q  K  S  D  S  S  F  I  L  G  N  P  A
ACCCCAGCACCAGTTATAGGCTTAACATCTCCTTCAGTCCAGCCACTGAGTGGCAGCATA 2820
T  P  A  P  V  I  G  L  T  S  P  S  V  Q  P  L  S  G  S  I
ATTCCACCAGGTTTTGCAGAGTTAACATCACCATATACTGCATTGGGCACACCTGTTAAT 2880
I  P  P  G  F  A  E  L  T  S  P  Y  T  A  L  G  T  P  V  N
GCTGAGCCAGTCGAGGGTCACAATGCAAGTGCTTTCCCCAATGGCACAGCAAAGACTTCT 2940
A  E  P  V  E  G  H  N  A  S  A  F  P  N  G  T  A  K  T  S
GGATTTAGAATTGCCACTGGGATGCCTGGCACTGGAGACAGTACCTTACTGGTTGGAAAT 3000
G  F  R  I  A  T  G  M  P  G  T  G  D  S  T  L  L  V  G  N
ACTATTCCAGGCCCACAAGTGATTATGGGACCTGGAACCCCTATGGATGGTGGGAGCATT 3060
T  I  P  G  P  Q  V  I  M  G  P  G  T  P  M  D  G  G  S  I
GGGTTCAGCATGTCTGCCCCAGGCCCCAGTTCCACATCAGGAGAACTCAACATTGGACAA 3120
G  F  S  M  S  A  P  G  P  S  S  T  S  G  E  L  N  I  G  Q
GGACAGAGTGGGACACCCAGCACCACTTCTGTTTTCCCATTTGGTCAGGCAGCCTGGGAC 3180
G  Q  S  G  T  P  S  T  T  S  V  F  P  F  G  Q  A  A  W  D
CCAACTGGCCACAGCATGGCTGCTGCACCACAAGGGGCTAGCAACATTCCTGTATTTGGA 3240
P  T  G  H  S  M  A  A  A  P  Q  G  A  S  N  I  P  V  F  G
TATACTTCTGCTGCCGCCTACATTCCTGGTTTAGACCCACCTACCCAGAATTCATGCAGT 3300
Y  T  S  A  A  A  Y  I  P  G  L  D  P  P  T  Q  N  S  C  S
GGTATGGGAGGGGATGGCACCAGATCCATAGTTGGAGGCCCTTGTGTTCCTGCTTTTCAA 3360
G  M  G  G  D  G  T  R  S  I  V  G  G  P  C  V  P  A  F  Q
CAGTGCATCCTGCAGCACACATGGACAGAGAGAAAATTCTACACTTCAAGCACCCACTAC 3420
Q  C  I  L  Q  H  T  W  T  E  R  K  F  Y  T  S  S  T  H  Y
TATGGACAAGAAACATATGTTAGGAGACATGTCTGTTTCCAACTTCCGTAAGAGCACCTG 3480
Y  G  Q  E  T  Y  V  R  R  H  V  C  F  Q  L  P  *
TGGTTCACCTGATCACACCACATCAGTTGTGGTTGTAAATACCAGCATTATCCTTTTGTA 3540
TGGTCATGCTTCTAGTTTCATCTTCATGCCAAGCACCTGCCATGTACCTCTCCAGAACTC 3600
AGGTTGTGCACCAGGAGGGGACAACAACATCCCTGTGCTCCCTTTCTCTGTCAGTACACA 3660
TGGGTCCCACCTGGACAAAACACAGGTGGTGCATCTGCAGTGAATGGCAACATATCTTTA 3720
ATTAGAGGCCCTTGTGTACTACCAACAAAGTACCTAGGGCCCACCTGGACAAAACACAGA 3780
TGGTACCTCTTCCAGGAGTGTCAACATTCATTTGATAGAAGGCCCTCATGTGCCCATGTA 3840
TCAGCAAAGCACCTGGGGCCCACCTGGACAAAGCACAAACCATGCAATGAGGGACAGCAA 3900
CACAACGGCTGTGACTGGTTGTACTTTTGGTCCCCCATTTACACAAAGCACCTGAGGCCC 3960
ACCTGGCTAAATGCAGGTGGTGCAATAGGAGATAGCCCCAGATATTTGTAGGGAGAAACC 4020
TCTAGTCTCCCTTTCAGTAAAAATACTATGGACCTGCCCAACCAAGGTGCTCCTTTTGAC 4080
TTTAGAGGAACCAGCATTGTTTTTGTTTTGGTTTGTTTGTTTGTTTGTTTGTTTGTTTGT 4140
TTGTTTTTGAGACGGAGCCTTAGCCCAGGCTGGAGTGTAGTAGCACAATCTCGGCTCACT 4200
GCAACCTCCACCTCCTGGGTTCAAGCAATTCTCCTGTCTTAGCCTCCTGAGTAGCTGGGA 4260
CTACAGGCATATGCCACCACACCTGGCTATTTTTTATAATTTTAGCAGAGACAGAGTTCC 4320
ACCTTATTGGCCAGGCTGGTCTCAAACTCCTGACCTCAGGTGATCCACCCACCTCGGCCT 4380
CCCAAAGTGCTAGGATGACAGGTGTGAGCCACCATGCCCAGCCTAGAGGAGCCAGCATTG 4440
TTAGTTAAATACTTGTGTTTGGATGGTCCTGGTCAGAGCACCTGTGCCTGTGATGGAAAG 4500
CAGCCACTAGTGACACTTGTACCTGCCAAGGCCTTCATAGGAGCCACCAACTCATTTTTT 4560
ACTCCTATCAATGGTCTTAAGAAATAAGCACTCTCCCTGCACATACAGTTCTCATAAATT 4620
GACATTGTTCCAGGAGGAATGGGCTCAGTTCCCTCAAGGTTAAACTTAACCTGCTCTCTT 4680
CCTACAGAAGCTGGAGGCCCAAAACCACAGACAGAGAGAGAGAGAGTGTGTGTGTTTGTG 4740
TGTGTGTGTGTGTGTTTATTGGTGAGTGTGGAGCAGATGAGCCCAGTCAGAACCGCACTG 4800
TATTTTAGTGGTCTTCTGCACTGTGGAGGGTAGAGGAAACCTGGCTTGACTGTTAACTTG 4860
GCTGACCCTACCTCTGGGCCAGTTCTCTCTAGTCATGGACAGAAAGGCAAAATTCCCGAC 4920
TTTGTGGACCCTATATTCTAGTTGAAGGGGAGAAAAGAAGCAAAAACATGGAAATTATCT 4980
GGTAAATTAGCCAGTAACGAATGCTATGAAAAATAAAGAAGTACATGGAGGATTGAGATT 5040
GTAGATAGAAGCAGGTGTTTCAGTTTACACTGTGAACAAGCCTCACTGGGAAGGTAAATT 5100
TAAACGAAGCCTAGAGAGAAGCAGTTGAGCCAGATATATGAGCAAAGACCTTTCCAGATA 5160
ATAGGAGTGGTCATTGCAGAGGCTCAAAGGAAGGATCCCTGGTGTCCTCATGGAGCAGTT 5220
AGTAAGGAAATGTGGCTGGAATGGAGTCAGCAAGTGGGAGGGAGGGATAGAGAAGAGGAC 5280
AGAGGAGAGATGTGAGTGGAATTCCTTCCTCCACTTTTTACTAATTGTGTAATAACAGTT 5340
GACTCAAACTTCAAAAGTCTCAATGAAATCAGTACTTTTACTATGGCCTGTTTATCTCAT 5400
AAGATTTTTGAAAGGATAAAATGAAATAATATGGAGAAATGACTTATAAGCTTTTGTTGT 5460
AATTTGTTATATACATAGGGATGGATAGACGGATGGATAGATTAGATGATAGATAGATAG 5520
ATAGATAGATGATAACGTTATGGACTGAATGTTTGTGTACCCCCAAAAATTGATATTTTG 5580
AAGCCTAACTTCCAGTGTGATGGTATTAGGAGGTGAGGCTTTGGGGAGGTGATTAGGTTT 5640
AGATGAAGTCATGAAAATGAAACCCCCATGATGGGATTTGCGCCTTTATGAGAAGAAATA 5700
CCAGTGCTTTCTCTAATTGCCATGTGAAGGTATACCAACAAGGTAACAGTCTGTAAGCCA 5760
GGAAAAGAGTCCTCACAAGAAACAGAATTTGTCTTTATCTTGGACTTCCTAACCTTTAGA 5820
ATTGTAGAAAATAATTGAATGTTGTTTAAGCTACCAGTCTGTGGCATTTTTTGTAGCAAT 5880
CAGAACTGACTAATAAAGATAGATAGATGATAGATAGATACATAGATAGATGATAGAGAT 5940
AGATGATAGATAGATAGATAGATAGATAGATAATATACATATATATGTATGGTCAATGAC 6000
TGAGTTCCTTAGGCAATGGTGCCCTGATTGCCTTTATTAGGCAATTCAAATAGAAGAATA 6060
GAAGAACCCCCTTTTTTTTTTGAGATGGAGTCTTGCTCTGTCACCCAGGCTGGAGTGCAG 6120
TGGCGTGATCTTGGCTCACTGCACGCTCCACCTCTCGGAAGAACCCCTTTTTATTAGCAT 6180
AAAAGCACTTACTTTTATGAAGCAAACACATGTAAAAATATGATAACAGAGACTAAAACA 6240
TTTATGAGATTAGGCCTGAAAGAAAACAATCACAGAGAAATTACTGAATTCCTCTTGGCA 6300
CCCTGGGGCCTGATTCATTCGCTCTAAATTGTTTAGTACAGTTCCAGAGGATCAAAGCTC 6360
CTGTTTCCTGGCCAGATAATCACCTAACTTTTGTAATCAGAACTGCCTTTCAGAAGTAGA 6420
GTGGAAATCCAGTTTTCTTCTAATAGCCCTATACCCTTGCAGTATTACCAGGGACAAATT 6480
TTTTAAAATTCATACTTCTTGACATTTTTTAAAAGGCTTCAAGCTAAATATTATGATCCT 6540
GGTAAGACAAACTTTGAATAAATGTGTGAGAGATACAAAGATAATTTTTGTTTTCATGTT 6600
TTGATGCACTTACACAACTGAAACTATTTCTAAATATTCTTTTATTTTTTATTAAGATAA 6660
AAAGCAAACATAATATCAATTTAAATAATACTGAAAGTCAACCTTCCTACCACAGTTCCC 6720
TCCTCCAGAGATAGTGTTTAGCTACTTTGATGTCACTCCCATAGTTCTGAGTTTGCTTTT 6780
TTACTTCAACTATTATGTTATCTTACAGATGTCATTGTTTTTCCTAAAACTTGAAGTGCC 6840
TTCCTTTTTTTCTCCTTGAACTCTTTTCCCATAAAAAAAAAATGTTTTTGGTTTCTAGAA 6900
TTTTCAAATAGTATTGTTTACTTGACTGAATCCCTTCCTTTTCCAGAAACCTTGAGCCTC 6960
CTCCACTGGTTTGGGAGTGGTAAGACCAAAGTAAATGTAAAAAGTAAAGTAGAGGTTCCT 7020
CTTCAAAGACTTTCCTCCCTATCTAATTAGAAATAAGTAGTAACTTCTTTTAGAAGCAAA 7080
ATGTATTCACAGACCTGTACTAACATTCTTAAATATCTGCTAGTCATAATAAAGAAATCA 7140
ATGTACTTTATGTTCTTAGCTCCCACAATTTAGCCTAAGTATTTGCCCTGGCATGCTTAT 7200
ACTGGTCCAAGCATTAGGTCATAGCCTGTTCCTCTTCCTTATTTAGAAGTGTTTTTACCT 7260
TTCTCAGCATTCCACAAGTTACTTCCTCATTCCTTTGTTCTCCTCTACCTTTGCCTCTTT 7320
TAAAAGTTCTAAATTGCTAGCCAATCGGGACAAATACAGAATGTGAGGTCCTGTTCCAGC 7380
CAATGGAAACCGGACACAGCAGTAGGGTGGACGCGTCAGGTTATAAATGACCCTGTCTCC 7440
TTTGTTCGGTGTACTCTTGTGGCAAAACTGCTGGCAAGTGTACCCTTTCTGCAGGAAGTA 7500
AAAATGGCCTTACTAAATAAATTTATGTTCAAGTGCTATTTCTTTACGACACCGAGGAAC 7560
AAGCATTTCAAACA                                               7574
```

Abb. 3.26: Legende siehe vorherige Seite

3.2.3.3 RT-PCR

Da für die *c15orf2*-Gensequenz über einen Abgleich mit der Datenbank *dbEST* keine EST-Klone identifiziert werden konnten und die isolierten cDNA-Klone c1 und c2 nur 1.7 kb der insgesamt 7.5 kb großen *c15orf2*-Gensequenz überspannen, sollten über eine RT-PCR-Analyse an adulter Testis-RNA (Clontech) mit spezifischen Primern für *c15orf2* weitere Bereiche des Gens analysiert werden. Insgesamt wurden vier RT-PCR Produkte (RT1-4) amplifiziert (Abb. 3.27). In Übereinstimmung mit der Annahme, daß *c15orf2* keine Introns besitzt, waren die Fragmentlängen der RT-PCR Produkte identisch mit denen der an genomischer DNA amplifizierten PCR-Produkte. Insgesamt überspannen die RT-PCR-Produkte 3.4 kb des *c15orf2*-Gens und zusammen mit den cDNA-Klonen wurden so 4.5 kb des *c15orf2*-Gens dargestellt (Abb. 3.25; Abb. 3.27).

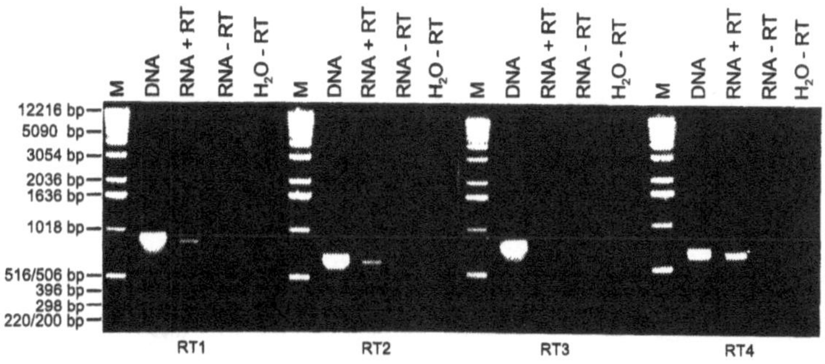

Abb. 3.27: RT-PCR-Analyse an RNA aus adultem Testisgewebe und PCR-Analyse an genomischer DNA mit spezifischen Primern für *c15orf2*: RT1 (875 bp): pen2c-pen24r; RT2 (648 bp): pen39-pen41r; RT3 (768 bp): pen50-pen52r; RT4 (640 bp): pen52-pen56r. Als Größenstandard diente die 1 kb Leiter (M).

3.2.3.4 Orientierung des *c15orf2*-Gens

Da das neu identifizierte Gen *c15orf2* innerhalb der Lücke des erstellten Phagencontigs liegt, mußten zur Bestimmung der Transkriptionsrichtung weitere genomische Klone zur physikalischen Kopplung der Gensequenz an eine proximal oder distal liegende Sequenz isoliert werden. Dazu wurde *Eco*RI-geschnittene DNA der 12 PAC-Klone, die mit dem 2.0 kb großen *Eco*RI-Fragment des Phagenklons λ45.109 identifiziert wurden (3.2.1.2), mit der *c15orf2*-spezifischen Sonde hp3 hybridisiert (Abb. 3.28). Die PACs 1, 4, 5, 8, 10 und 12 zeigten positive Hybridisierungssignale für hp3. Die Rehybridisierung des Southern-

Blots mit einer über PCR hergestellten Sonde (pen13r), die einen Sequenzabschnitt aus dem proximalen *Eco*RI-Ende des 6.6 kb großen *Eco*RI+*Not*I-Fragments mit der CpG-Insel enthält, identifizierte die PAC-Klone 1, 5, 7, 10 und 12. Der PAC7 wurde ebenfalls von dem 2.0 kb *Eco*RI-Fragment des Phagen λ45.109 detektiert (3.2.1.2), welches das distale Ende des Phagencontigs um *D15S13* (189-1) darstellt. Die DNA des PAC7 zeigt mit der *c15orf2*-Sonde hp3 jedoch kein Hybridisierungssignal. Die Gensequenz *c15orf2* wird also vom Centromer zum Telomer exprimiert (Abb. 3.28).

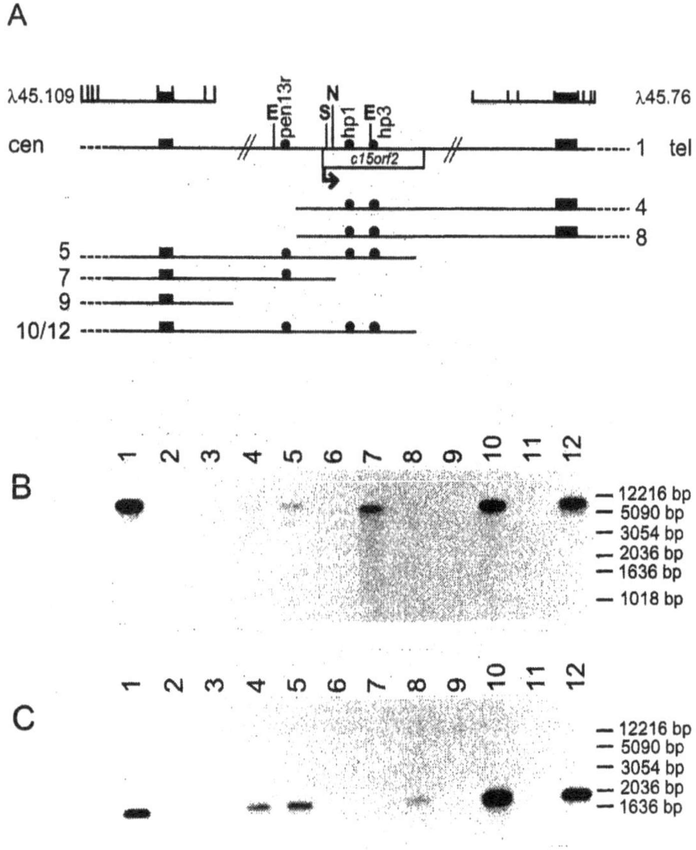

Abb. 3.28: A. Schematische Darstellung der Hybridisierungsergebnisse der PAC-Klone (1-12) mit den Hybridisierungssonden pen13r, hp1 und hp3 sowie mit den Phagenfragmenten von λ45.109 und λ45.76 (schwarze Kästchen, siehe auch Abb. 3.18, 3.2.1.2). Über den PAC7 werden die Sonde pen13r und der proximal liegende Phage λ45.109 physikalisch gekoppelt. Die Orientierung des *c15orf2*-Gens ist vom Centromer (cen) zum Telomer (tel). **B + C.** Southern-Blot-Hybridisierung *Eco*RI-geschnittener PAC-DNA mit der Sonde pen13r (B) bzw. mit der Sonde hp3 (C).

3.2.3.5 Evolutionäre Konservierung

Um zu untersuchen, ob das *c15orf2*-Gen evolutionär konserviert ist, wurde eine Southern-Blot-Hybridisierung von *Eco*RI geschnittener genomischer DNA verschiedener Organismen (Mensch, Maus, Kalb, Schwein, Kaninchen, Schaf, Ratte, Hund und Huhn) mit der *c15orf2*-spezifischen Sonde hp1 durchgeführt. Dabei zeigte die humane genomische DNA eine spezifische Bande von 8.0 kb (Abb. 3.29) und ein schwaches Hybridisierungssignal für ein etwa 1.2 kb Fragment, das vermutlich eine Kreuzhybridisierung der GC-reichen Sonde hp1 mit anderen GC-reichen Regionen darstellt. In den DNA-Spuren der anderen Organismen waren keine kreuzhybridisierenden Signale sichtbar. In *Hin*dIII-geschnittener DNA von verschiedenen Primaten wurden hingegen starke kreuzhybridisierende Signale beobachtet (Abb. 3.29 B). In der DNA-Spur der afrikanischen grünen Meerkatze (*C. aethiops*) waren zwei Signale sichtbar, die vermutlich auf einer zusätzlichen *Hin*dIII-Schnittstelle innerhalb der Sondensequenz beruhen.

Für die Untersuchung, ob es sich bei den Hybridisierungssignalen um orthologe Sequenzen des *c15orf2*-Gens handelt, wurden mit den Primern für die *c15orf2*-Sonden hp1 und hp3 etwa 1.0 kb des ORFs von *c15orf2* amplifiziert und PCR-Produkte an DNA von Schimpanse, Orang Utan, Gorilla und Gibbon erhalten und sequenziert. Die Sequenzanalyse ergab *c15orf2*-orthologe Primatensequenzen, und ein Vergleich zu der humanen *c15orf2*-Gensequenz mit der „Jotun Hein-Methode“ (*Lasergene software*, DNASTAR) ergab Sequenzähnlichkeiten zwischen 97% und 99% (Tab. 3.10). Von den beobachteten Nukleotidunterschieden führte jedoch keiner zu einem vorzeitigen Abbruch der Proteinsequenz.

Tab. 3.10: Sequenzähnlichkeiten der humanen *c15orf2*-Sequenz zu den homologen Primatensequenzen über einen Bereich von 1.0 kb des ORFs von *c15orf2* (%).

c15orf2	Mensch	Schimpanse	Orang Utan	Gorilla
Schimpanse	99.0	-	-	-
Orang Utan	99.0	99.0	-	-
Gorilla	98.7	98.6	98.5	-
Gibbon	97.3	97.2	97.2	96.6

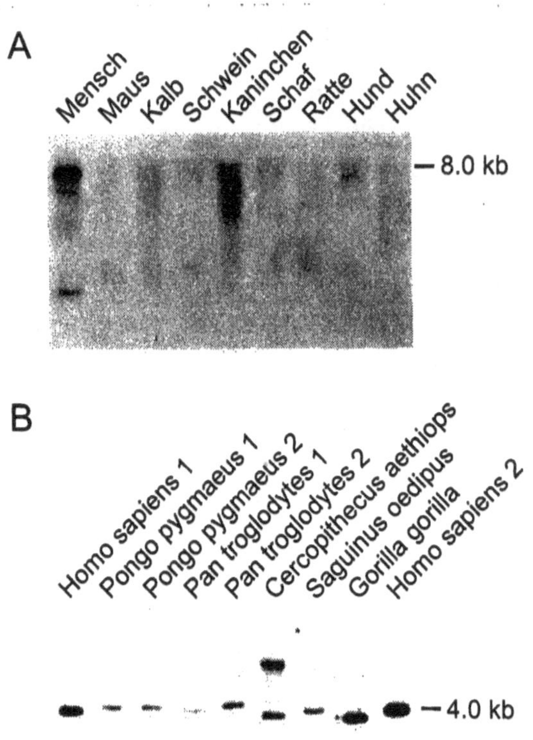

Abb. 3.29: Konservierung des *c15orf2*-Gens. **A.** Southern-Blot-Hybridisierung von *Eco*RI-geschnittener genomischer DNA von humanen Kontrollen und verschiedenen Säugetieren mit der *c15orf2*-Sonde hp1 **B.** Southern-Blot-Hybridisierung von *Hin*dIII-gespaltener genomischer DNA von verschiedenen Primatenspezies mit der Sonde hp1.

3.2.3.6 Allel-spezifische Expressionsanalyse von *c15orf2*

c15orf2 liegt zwischen den paternal exprimierten Genen *NDN* und *SNRPN* inmitten der elterlich geprägten PWS-Region in 15q11-q13. Durch Identifizierung und Analyse von exprimierten Polymorphismen in der *c15orf2*-Gensequenz sollte untersucht werden, ob das Gen dem genomischen Imprinting unterliegt und monoallelisch exprimiert wird, oder ob *c15orf2* biallelisch exprimiert wird. Im 3' UTR von *c15orf2* waren bei der genomischen Sequenzierung vier Nukleotidwiederholungssequenzen identifiziert worden. Dabei handelt es sich um drei Tetranukleotidwiederholungssequenzen an den Positionen 4099 ($GTTT_n$), 5508 ($GATA_n$) und 5898 ($GATA_n$) sowie eine Dinukleotidwiederholungssequenz (GT_n) an der Position 4726 der *c15orf2*-Sequenz AF179681 (Tab. 3.11). Mit spezifischen Primern wurden die Nukleotidwiederholungen an 11 Personen amplifiziert und die PCR-Produkte auf die Anwesenheit verschiedener Allele geprüft. Dabei fanden sich für alle untersuchten Nukleotidwiederholungen mindestens zwei Allele (Tab. 3.11).

Tab. 3.11: Exprimierte Nukleotidwiederholungen im 3' UTR von *c15orf2*. (nd=nicht durchgeführt).

Nukleotid-wieder-holung	**Position (AF179681)**	**Primer**	**Anzahl und Größe der Allele**	**Hetero-zygotie**	**Testisproben DNA**	**Testisproben RNA**
$(GTTT)_n$	4099	p1en47 pGTR2	4 (145, 149, 153, 157)	3/11	T1: 145, 153 T2: 145, 157 T3: 149, 157	T1: 145, 153 T2: 145, 157 T3: 149, 157
$(GT)_n$	4726	p1en49 c p1en49	2 (120, 126)	3/11	T1: 120, 126 T2: 120, 126 T3: 126	T1: 120, 126 T2: 120, 126 T3: n.d
$(GATA)_n$	5508	p1en56 b p1en56	2 (260, 264)	2/11	T1: 260, 264 T2: 260, 264 T3: 264	T1: 260, 264 T2: n.d. T3: n.d.
$(GATA)_n$	5898	pc313b pc314r	4 (185, 189, 201, 205)	3/11	T1: 185, 205 T2: 185, 205 T3: 185, 189	T1: 185, 205 T2: 185, 205 T3: 185, 189

Für die Analyse der Allel-spezifischen Expression (2.2.13) von *c15orf2* wurde aus Material von drei verschiedenen adulten Testisbiopsien, die von Dr. J. Neesen (Göttingen) zur Verfügung gestellt wurden, die DNA und RNA präpariert (2.2.1.2, 2.2.2). Die Genotypisierung der DNA der Gewebeprobe Testis 1 und Testis 2 zeigte Heterozygotie dieser Proben für mindestens drei der Nukleotidpolymorphismen, die Testisprobe 3 besitzt für mindestens zwei Nukleotidpolymorphismen zwei Allele (Tab. 3.11). Zur Untersuchung der Expression der elterlichen Allele wurden an der RNA aus den Testisproben RT-PCR-Reaktionen mit spezifischen Primern, die den jeweiligen Nukleotidrepeatpolymorphismus amplifizieren, durchgeführt. In Kontrollreaktionen, durchgeführt ohne Reverse Transkriptase (RT) bzw. ohne RNA und RT, waren keine Banden sichtbar, daher war eine Kontamination der Reaktionsansätze mit genomischer DNA ausgeschlossen. In der Analyse der RT-PCR-Produkte wurde in allen untersuchten Proben eine biallelische Expression festgestellt (Tab. 3.11). Abbildung 3.30 zeigt die Ergebnisse der Analyse der drei Testisproben für das Tetranukleotid $GTTT_n$ (Nukleotidposition 4099) und $GATA_n$ (Nukleotidposition 5898). In den Gewebeproben Testis 1 und Testis 2 werden beide Allele gleich stark exprimiert, wohingegen in Testis 3 eine reduzierte Expression eines der beiden Allele gefunden wurde (Abb. 3.30). Da kein DNA-Material der Eltern vorhanden war, konnte der elterliche Ursprung des reduziert exprimierten Allels jedoch nicht untersucht werden.

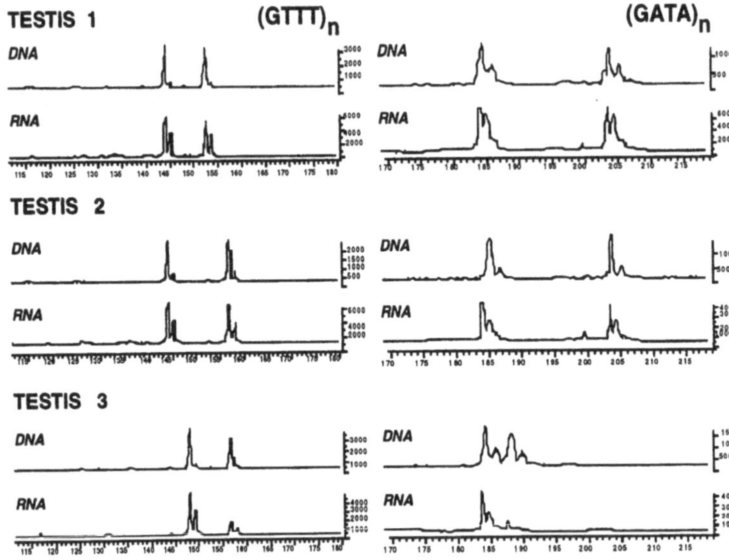

Abb. 3.30: Ergebnis der Allel-spezifischen Expressionsanalyse von *c15orf2*. Die drei Testisproben (Testis 1, 2, 3) sind für die gezeigten Tetranukleotidpolymorphismen heterozygot (DNA). Die Analyse der RT-PCR-Produkte (RNA) zeigt in allen drei Testisproben biallelische Expression. (*Genotyper 2.0 software*, Applied Biosystems).

3.3 Patientenbezogene Arbeiten

3.3.1 Methylierungsanalyse bei PWS- und AS-Patienten mit einem Imprinting-Defekt

Bei seltenen PWS- und AS-Patienten mit einem Imprinting-Defekt, bei denen keine typische 4-5 Mb *de novo* Deletion in 15q11-q13 oder maternale UPD vorliegt, wurde trotz biparentaler Chromosomen 15 an einzelnen elternspezifisch methylierten Loci in der PWS/AS-Region ein uniparentales Methylierungsmuster nachgewiesen, das sich über die gesamte PWS/AS-Region zu erstrecken scheint. Im Rahmen dieser Arbeit wurde eine Methylierungsanalyse bei PWS- und AS-Patienten mit einem Imprinting-Defekt (sporadisch oder aufgrund einer IC-Deletion) an fünf Loci untersucht, die mit eltern-spezifisch methylierten Schnittstellen assoziiert sind und in der 2 Mb großen PWS/AS-Region in 15q11-q13 verteilt liegen (vom Centromer zum Telomer: *NDN* (Jay et al., 1997), u1D, u1B (Dittrich et al., 1996), *SNRPN* Intron 7 (Buiting et al., 1994) und YL48E (Karin Buiting, persönliche Mitteilung) (Abb. 3.31). Zwei der untersuchten Loci (*NDN*, u1B) sind auf dem maternalen Chromosom 15 methyliert, während die Loci u1D, *SNRPN* Intron 7 und YL48E auf dem paternalen Chromosom 15 methyliert sind (Abb. 3.31). Zur Analyse des Methylierungsstatus der einzelnen Loci wurde die DNA von jeweils sechs AS- und PWS-Patienten mit einem Imprinting-Defekt in einer Restriktionsanalyse mit einem häufig spaltenden Restriktionsenzym (*Hin*dIII bzw. *Bgl*II) und einem methylierungssensitiven Enzym (*Eag*I, *Cfo*I bzw. *Hpa*II) geschnitten. Ein methylierungssensitives Restriktions-enzym spaltet nur unmethylierte DNA. Daher wird in der Southern-Blot-Analyse mit Sonden für die einzelnen Loci das unmethylierte elterliche Allel als ein kürzeres Fragment detektiert und das methylierte elterliche Allel als ein längeres Fragment. Das Methylierungsmuster der DNA von AS-Patienten mit einem Imprinting-Defekt gleicht dem Methylierungsmuster der DNA eines AS-Patienten mit einer 4-5 Mb großen *de novo* Deletion des chromosomalen Bereichs 15q11-q13 und ist demnach uniparental (Abb. 3.32). Analog entspricht das Methylierungsmuster der DNA von PWS-Patienten mit einem Imprinting-Defekt an allen Loci dem der DNA eines PWS-Patienten mit einer 4-5 Mb *de novo* Deletion (Abb. 3.32). Das uniparentale Methylierungsmuster der biparentalen Kopien liegt somit an allen untersuchten Loci vor.

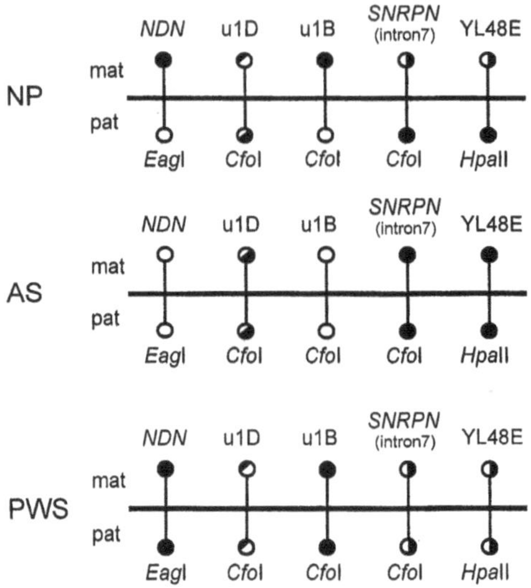

Abb. 3.31: Schematische Übersicht über die untersuchten Loci in der 2 Mb großen PWS/AS-Region in 15q11-q13, die mit elternspezifisch methylierten Schnittstellen assoziiert sind (vom Centromer zum Telomer). Differentiell methylierte CpG-Dinukleotide auf dem maternalen (mat) und paternalen (pat) Chromosom sind als Kreissymbole dargestellt (weiß, nicht methyliert; schwarz, methyliert; partielle weiße Stellen in den Kreisen repräsentieren den Anteil der Zellen, in denen die Schnittstelle nicht methyliert vorliegt).

Abb. 3.32: (siehe nächste Seite) Southern-Blot-Hybridisierung der restringierten DNA von AS-und PWS-Patienten mit einem Imprinting-Defekt (AS1-6; PWS1-6) mit Sonden für die Loci *NDN*, u1D, u1B, *SNRPN* Intron 7 und YL48E. Die verwendeten Sonden sowie die Fragmentgrößen des paternalen (pat) bzw. maternalen (mat) Allels sind nachfolgend aufgeführt: *NDN* (cDNA-Klon; Jay et al., 1997): 2.7 kb (mat), 1.74 kb (pat), 1.70 kb (mat/pat), 0.9 kb (pat); u1D ($PWCFOD_{800}$): 13.0 kb (pat), 9.0 kb (mat); u1B ($PWCFOB_{800}$): 9.2 kb (mat), 7.4 kb (pat), 1.6 kb (pat) (nicht gezeigt), *SNRPN* Intron 7 (SmN1; Buiting et al., 1993): 7.5 kb (*SNRPNP1* Pseudogen auf Chromosom 6), 5.8 kb (mat/pat), 5.0 kb (mat), 4.5 kb (unbekannte Herkunft); YL48E: 3.0 kb (mat/pat), 2.6 kb (mat). Als Kontrollen sind DNA-Spuren eines AS- bzw. PWS-Patienten mit einer 4-5 Mb *de novo* Deletion gezeigt (AS del, PWS del) sowie einer Normalperson (NP). Für alle untersuchten Loci liegt in der DNA der AS-Patienten ein uniparentales paternales Methylierungsmuster vor und in der DNA von PWS-Patienten ein uniparentales maternales Methylierungsmuster. Die Patienten AS4, AS6 und PWS6 haben eine IC-Deletion.

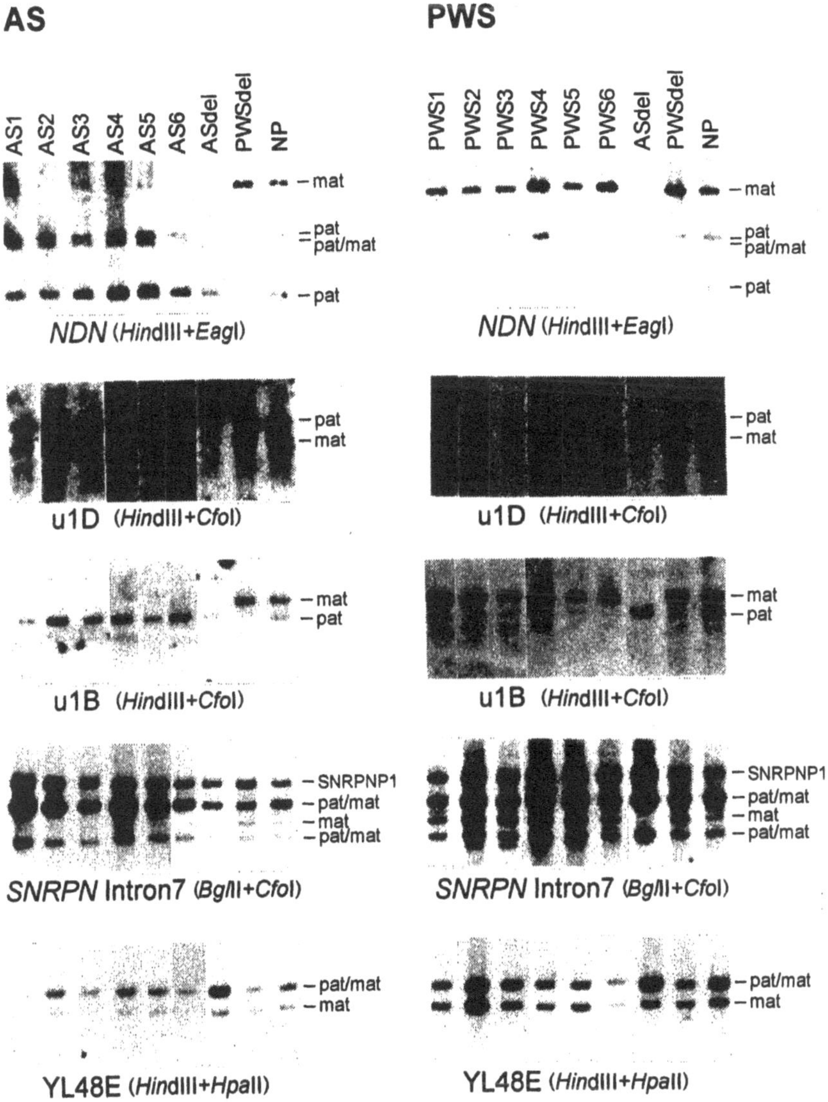

Abb. 3.32: Legende siehe vorherige Seite

3.3.2 Charakterisierung einer Mikrodeletion bei der Familie PWS-AT

Die Identifizierung und Kartierung der Deletionsbruchpunkte von IC-Deletionen bei PWS-Patienten mit einem Imprinting-Defekt ermöglichte die Definition des kleinsten überlappenden Deletionsbereichs (PWS-SRO). Der PWS-SRO ist derzeit etwa 4.3 kb groß und enthält das Exon 1 des *SNRPN*-Gens (Sutcliffe et al., 1994; Ohta et al., 1999b).
In Familien, in denen zwei Geschwisterkinder einen PWS-Phänotyp haben, wurde bisher immer eine Mikrodeletion des Imprinting-Centers festgestellt (Sutcliffe et al., 1994; Buiting et al., 1995; Ohta et al., 1999b). Von Dr. K. Wagner und Dr. P. M. Kroisel (Institut für Medizinische Biologie und Humangenetik in Graz, Österreich) wurden dem Essener Labor DNA-Proben von Mitgliedern einer PWS-Familie (PWS-AT) mit zwei betroffenen Mädchen zugeschickt. In vorangegangenen Untersuchungen waren sowohl eine *de novo* Deletion als auch eine UPD als molekulare Ursache ausgeschlossen worden. Mit den im Essener Labor etablierten Sonden aus der IC-Region sollte die Familie PWS-AT auf eine IC-Deletion untersucht werden. In einer quantitativen Southern-Blot-Analyse wurde DNA der beiden PWS-Kinder sowie DNA von Kontrollpersonen mit *Bgl*II-gespalten und mit einer Probe für den PWS-SRO hybridisiert (kb17; Buiting et al., 1998). Eine Reduzierung des Hybridisierungssignals in der DNA der beiden PWS-Kinder um 50% zeigte, daß diese eine IC-Deletion haben. Zur Charakterisierung des Ausmaßes der Deletion wurde die DNA der PWS-Kinder mit weiteren Sonden aus der Region untersucht. Mit einer cDNA-Sonde für die Exons 4-10 des *SNRPN*-Gens (SmN1 (Buiting et al., 1993)) und PCR-Sonden für die Transkripte *PAR5* (Sutcliffe et al., 1994), *IPW* (Wevrick et al., 1994) und *PAR1* (Sutcliffe et al., 1994) wurde eine quantitative Southern-Blot-Analyse durchgeführt und der distale Deletionsbruchpunkt der IC-Deletion zwischen *PAR5* und *IPW* kartiert (siehe auch Übersicht in Abb. 1.3). Der proximale Deletionsbruchpunkt wurde mit einer PCR-Sonde (L48.3Ip1p2) identifiziert, die das proximale Ende eines 12.0 kb großen *Eco*RI-Fragmentes (L48.3I) enthält. Dieses liegt etwa 20 kb proximal von *SNRPN* (Buiting et al., 1995). In *Eco*RI- und *Bgl*II-gespaltener DNA (Abb. 3.33 B) der beiden PWS-Mädchen wurde ein abnormales Fragment detektiert, nicht aber in *Eco*RV-gespaltener DNA. Der proximale Deletionsbruchpunkt liegt also zwischen einer *Eco*RV- und einer *Bgl*II-Schnittstelle mindestens 28 kb proximal von *SNRPN* (Abb. 3.33 A). Da die IC-Deletion der Familie AT den gesamten PWS-SRO einschließt, wurden für diesen keine neuen Grenzen definiert.

In der Analyse der DNA von Familienmitgliedern (Abb. 3.33 B) wurde mit der Sonde L48.3Ip1p2 die IC-Deletion ebenfalls beim Vater (II:7) der beiden PWS-Mädchen, bei einer seiner Schwestern (II:5), einem Bruder (II:9) und der Großmutter (I:2) nachgewiesen. Dieses Ergebnis wurde mit dem derzeit in der PWS/AS-Diagnostik angewandten methylierungssensitiven PCR-Test bestätigt (Abb. 3.33 C). Bei diesem Test (Zeschnigk et al., 1997) wird die DNA der zu untersuchenden Patienten einer Bisulfitbehandlung unterzogen, wodurch unmethylierte Cytosine in Uracil umgewandelt werden. In einer PCR-Reaktion werden zwei spezifische 5' Primer aus der differentiell methylierten *SNRPN*-Promotorregion (PWS-SRO), von denen einer das unmethylierte (modifizierte) paternale Allel erkennt und der andere das methylierte (nicht-modifizierte) maternale Allel, mit einem gemeinsamen 3' Primer für beide elterlichen Allele kombiniert. Die Primersequenzen werden so gewählt, daß unterschiedlich große Fragment für die beiden elterlichen Allele amplifiziert werden. Bei der Familie PWS-AT kann bei den Trägern der IC-Deletion das deletierte Allel nicht amplifiziert werden. Die Abwesenheit eines der PCR-Produkte läßt auf den elterlichen Ursprung der IC-Deletion schließen. Die IC-Deletion liegt bei der Großmutter demnach auf dem maternal geprägten Chromosom, das sie von ihrer Mutter geerbt hat (Abb. 3.33 C). Dieses Chromosom wurde an drei der Kinder in der nachfolgenden Generation vererbt. Aufgrund der IC-Deletion kann auf diesem Chromosom 15 in der Keimbahn der Söhne (II:7, II:9) kein paternales Imprint gebildet werden (bei den Kindern fehlt das paternal-spezifische PCR-Produkt). Die Brüder (II:7 und II:9) haben also ein 50%iges Risiko, ein Kind mit dem PWS zu bekommen. Im Gegensatz dazu haben die Schwester (II:5) und ihre Tochter (III:3) kein erhöhtes Risiko für ein Kind mit dem PWS. IC-Mutationen werden ohne Auswirkung durch die Keimbahn eines Geschlechts weitergegeben und manifestieren sich erst bei einer Transmission durch die Keimbahn des anderen Geschlechts (Buiting et al., 1995). Erst wenn die Tochter (III:3) die IC-Deletion an einen Sohn vererbt, hat dieser wieder ein 50%iges Risiko für ein Kind mit dem PWS.

Abb. 3.33: (siehe nächste Seite) PWS-Familie AT. **A.** + **B.** Kartierung des proximalen IC-Deletionsbruchpunkts. Bei Trägern der IC-Deletion detektiert die Probe L48.3Ip1p2 in *Eco*RI- und *Bgl*II-gespaltener DNA (**B**) ein abnormales Fragment (*), welches in *Eco*RV-gespaltener DNA nicht auftritt. Demnach liegt der Deletionsbruchpunkt zwischen der *Eco*RV und der *Bgl*II-Schnittstelle (grau) (**A**). **C.** Methylierungssensitiver PCR-Test.

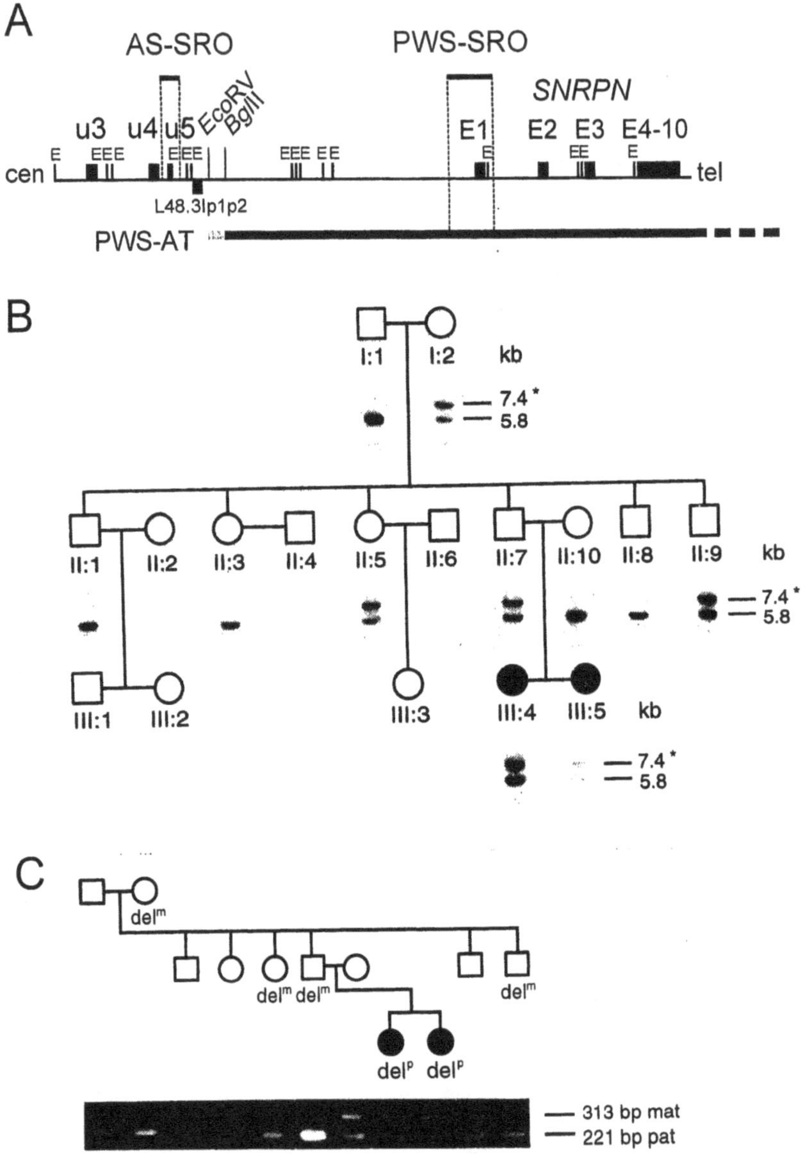

Abb. 3.33: Legende siehe vorherige Seite

4. DISKUSSION

Die elternspezifische Prägung der Prader-Willi- und Angelman-Syndrom-Region auf dem langen Arm von Chromosom 15 (15q11-q13) wird durch das Imprinting-Center (IC) reguliert. Die IC/*SNRPN*-Transkripte überspannen das IC und spielen vermutlich eine Rolle bei der Imprint-Umschaltung in der Keimbahn (Dittrich et al., 1996). Eine detaillierte Analyse der IC/*SNRPN*-Transkripte sollte zu einem besseren Verständnis ihrer postulierten Funktion führen. Ein weiterer Schwerpunkt der Arbeit lag in der Charakterisierung einer neu identifizierten Gensequenz in der kritischen Region für das Prader-Willi-Syndrom im Hinblick auf eine mögliche Rolle in der Ätiologie des Syndroms.

4.1 Das Imprinting-Center in 15q11-q13 beinhaltet duplizierte Regionen

Die IC/*SNRPN*-Transkripte überspannen die IC-Region und werden von zwei alternativen 5' Startexons transkribiert (u1A und u1B), die eine hohe Sequenzähnlichkeit zueinander und zu zwei verwandten Sequenzen weiter proximal aufweisen (Dittrich, 1995). Eine dieser Sequenzen (ψu1C) liegt mehr als 700 kb proximal von u1B, besitzt jedoch keine konservierte Spleißstelle und ist daher vermutlich nicht funktionell (Dittrich, 1995). Von der zweiten Sequenz (u1D) etwa 63 kb proximal von u1B gab es nur über einen kleinen Bereich Sequenzinformation, der die mögliche Exon/Intronsequenz nicht einschloß. Die Vervollständigung der u1D-Sequenz zeigte, daß u1D, analog zu u1A und u1B, eine konservierte Spleißstelle besitzt. Daher wurde vermutet, daß u1D als zusätzliches 5' Startexon für die IC/*SNRPN*-Transkripte fungieren könnte.

Die Methylierungsanalyse der u1A-, u1B- und ψu1C-Region zeigte, daß diese auf dem paternalen Chromosom unmethyliert sind und auf dem maternalen Chromosom methyliert. IC/*SNRPN*-Transkripte ausgehend von u1B werden elternspezifisch von dem paternalen Allel exprimiert (Dittrich, 1995). Im Vergleich dazu wurde in der u1D-Region ein entgegengesetztes Methylierungsmuster beobachtet und putative IC/*SNRPN*-Transkripte ausgehend von u1D werden möglicherweise von dem unmethylierten, maternalen Allel transkribiert. Eine solche Situation liegt zum Beispiel auf Chromosom 20q13 an dem Genlocus *GNAS1* vor, der für eine α-Untereinheit eines G-Proteins codiert ($G_s\alpha$). Zwei entgegengesetzt methylierte alternative 5' Exons werden von unterschiedlichen parentalen Allelen exprimiert und beide an das Exon 2 der biallelisch exprimierten *GNAS1*-RNA gespleißt. Das weiter 5' gelegene Exon wird maternal exprimiert und das folgende 5' Exon wird paternal exprimiert. Durch alternatives Spleißen der *GNAS1*-Exons codieren beide Transkripte für unterschiedliche Proteine (NESP55 bzw. XLαs) (Hayward et al., 1998a; Hayward et al., 1998b).

Von neun Geweben, in denen eine Expression der IC/*SNRPN*-Transkripte durch Northern-Blot-Analyse nachgewiesen wurde (Dittrich et al., 1996), wurden die Gewebe Gehirn (adult bzw. fötal), Lunge (fötal) und Testis (adult) auf eine Expression von u1D untersucht. In diesen konnte jedoch kein IC/*SNRPN*-Transkript ausgehend von u1D nachgewiesen werden. Möglicherweise werden Transkripte von u1D spezifisch in einem der bisher nicht untersuchten Gewebe gebildet. Alternativ dazu könnte u1D aber auch ein Teil einer bisher unbekannten Transkriptionseinheit sein, die nicht mit den IC/*SNRPN*-Transkripten assoziiert ist, oder u1D wird gar nicht exprimiert.

Die Identifizierung sequenzähnlicher Bereiche innerhalb des Imprinting-Centers, die neben den Startexons u1B, u1A und u1D auch die Exons u1B*, ψu1A* und ψu1D* einschließen, zeigt, daß im Laufe der Evolution Duplikationen in der IC-Region stattgefunden haben. Da neben den multiplen Exonsequenzen auch die flankierenden Sequenzen verwandt sind, beruhen die Duplikationen vermutlich nicht auf Retrotranspositionsereignissen, sondern auf ungleichem *crossing-over* der homologen Chromosomen 15 während der Meiose I in der Keimzellentwicklung. Die ähnliche genomische Distanz zwischen u1B und u1B* bzw. zwischen u1A und ψu1A* deutet auf ein konserviertes genomisches Element hin, das ein Startexon und ein weiteres (Pseudo-)Exon enthält. Die Duplikation dieser Einheit führte vermutlich zu der Entstehung von u1B/u1B* bzw. u1A/ψu1A*. Durch eine weitere Duplikation könnten die Loci u1D/ψu1D* entstanden sein. Der Ursprung von u1D/ψu1D* aus u1A/ψu1A* ist naheliegend, da diese Sequenzen die höchsten Sequenzähnlichkeiten zueinander aufweisen und ψu1D* und ψu1A* außerdem eine identische Mutation des möglichen Exon/Intronübergangs besitzen. In der ψu1C-Region wurde kein weiteres IC/*SNRPN*-(Pseudo-)Exon identifiziert und ψu1C ist wahrscheinlich durch die Duplikation eines einzelnen Startexonbereichs entstanden. Die transkriptionelle Nutzung des Exons u1B* legt die Vermutung nahe, daß die Loci u1B/u1B* die Originalsequenz darstellen. Die genomische Distanz zwischen u1D und dem distal liegenden Exon ψu1D* ist größer (35 kb) als der Abstand zwischen den Exons u1B und u1B* (5.9 kb) bzw. u1A und ψu1A* (6.5 kb). Eine mögliche Ursache hierfür könnten chromosomale Umordnungen in der u1D/ψu1D*-Region sein. Durch die Bestimmung der Orientierung von u1D konnte eine diesen Locus betreffende Inversion ausgeschlossen werden. Möglicherweise ist zwischen u1D und ψu1D* ein Insertionsereignis erfolgt, das zu einer Umlagerung von putativen transkriptionsaktivierenden Elementen und dadurch zur Inaktivierung von u1D geführt haben könnte.

Die Anwesenheit von duplizierten Startexons (u1A und u1B) dient vermutlich der Gewährleistung der Expression der IC/*SNRPN*-Transkripte, auch wenn einer der beiden Startpunkte deletiert oder durch eine Mutation inaktiviert wurde. Im Rahmen der PWS/AS-Routinediagnostik wurde in seltenen Familien eine 28 kb große Deletion identifiziert, die das IC/*SNRPN*-Startexon u1A beinhaltet. Die Vererbung erfolgte in einigen Fällen über den Vater und in anderen über die Mutter. Die Deletion des Exons u1A scheint daher nicht zu einem Imprinting-Defekt zu führen. Es wird vermutet, daß es sich bei dieser Deletion um eine seltene neutrale Variante handelt (Buiting et al., 1999). Falls die IC/*SNRPN*-Transkripte für das genomische Imprinting relevant sind, könnte die Expression von dem verbliebenen Startexon u1B ausreichend für die Funktion sein.

4.2 Das IC/*SNRPN*-Exon u5 fehlt bei allen AS-Patienten mit einer IC-Deletion

Die Identifizierung neuer IC/*SNRPN*-Exonsequenzen beinhaltet ein bisher unbekanntes Exon (u5), das innerhalb des kleinsten (880 bp) überlappenden Deletionsbereichs von Mikrodeletionen liegt, die bei AS-Patienten mit einem Imprinting-Defekt identifiziert wurden (*smallest region of deletion overlap*, SRO) (Buiting et al., 1995; Saitoh et al., 1996; Ohta et al., 1999a; Karin Buiting, persönliche Mitteilung) (Abb. 4.1). Eine Deletion der proximalen IC-Region mit dem AS-SRO verhindert die Etablierung eines maternalen Imprints in der mütterlichen Keimbahn. Da das Exon u5 bei allen AS-Patienten mit einer IC-Deletion fehlt, könnte es eine wichtige Funktion bei der Bildung des maternalen Imprints haben. Die Isolierung neuer IC/*SNRPN*-Spleißvarianten zeigte, daß alle der bisher identifizierten Exons alternativ gespleißt werden. Die putative funktionelle Relevanz von Exon u5 wird durch diese Beobachtung nicht beeinträchtigt, da von einem Chromosom 15, auf dem der AS-SRO deletiert ist, keine IC/*SNRPN*-Spleißvarianten mit u5 gebildet werden können. Möglicherweise spielen jedoch gerade diese eine zentrale Rolle beim Imprinting in der weiblichen Keimbahn.

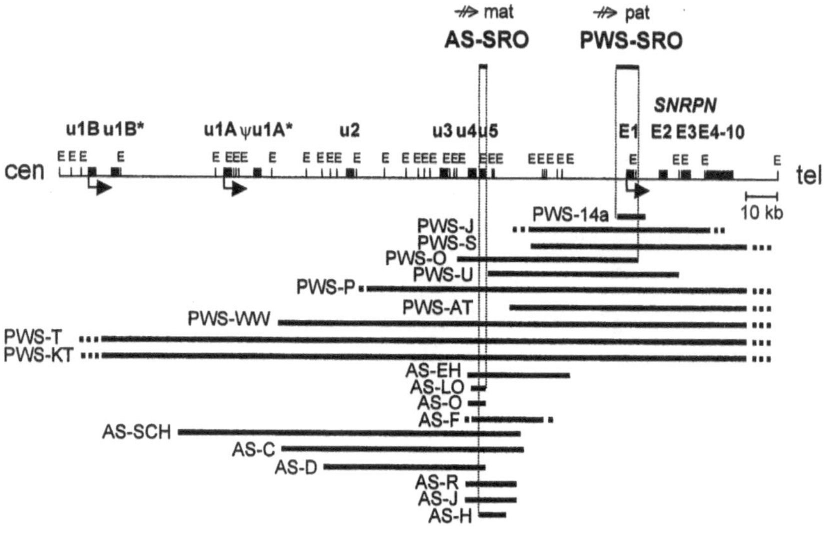

Abb. 4.1: Das Imprinting-Center wird definiert durch Mikrodeletionen von AS-Patienten (AS-X) und PWS-Patienten (PWS-X) mit einem Imprinting-Defekt. Die IC/*SNRPN*-Transkriptionseinheit überspannt das Imprinting-Center und wird von zwei alternativen Startexons transkribiert (u1B, u1A). Die Transkriptionsstartpunkte sind durch Pfeile markiert. Die Mikrodeletionen von AS-Patienten bzw. PWS-Patienten haben je einen kleinsten überlappenden Deletionsbereich (AS-SRO bzw. PWS-SRO) (Buiting et al., 1995; Saitoh et al., 1996; Ohta et al., 1999a; Sutcliffe et al., 1994; Ohta et al., 1999b). Der AS-SRO wird durch den proximalen Deletionsbruchpunkt der Familie AS-H (Saitoh et al., 1996) und den distalen Deletionsbruchpunkt der Familie AS-LO definiert (Karin Buiting, persönliche Mitteilung). Der AS-SRO ist 880 bp groß und beinhaltet das Exon u5 (75 bp). Der PWS-SRO ist 4.3 kb groß und beinhaltet das Exon 1 des *SNRPN*-Gens. Eine Deletion der proximalen IC-Region mit dem AS-SRO verhindert die Bildung eines maternalen Imprints (mat) in der mütterlichen Keimbahn und eine Deletion der distalen IC-Region mit dem PWS-SRO verhindert die Bildung eines paternalen Imprints (pat) in der väterlichen Keimbahn.

Die mögliche Funktion der IC/*SNRPN*-Transkripte bei der Imprint-Umschaltung in der mütterlichen Keimbahn wurde aus der Identifizierung und Kartierung des IC/*SNRPN*-Exons u4 (BD3) abgeleitet, das bis auf eine Ausnahme (AS-H; Abb. 4.1) bei allen AS-Patienten mit einer IC-Deletion fehlt (Dittrich et al., 1996). In einem Modell für das genomische Imprinting der PWS/AS-Region (Dittrich et al., 1996) wurde vorgeschlagen, daß das Imprinting-Center zwei regulatorische Regionen beinhaltet: den *Imprintor*, der den AS-SRO einschließt und die IC/*SNRPN*-Transkripte bildet, und die *switch initiation site* (SIS), die Initiationsstelle für die Imprint-Etablierung, im Bereich des Exon 1 des *SNRPN*-Gens. In den primordialen Keimzellen werden die elterlichen Imprints aufgehoben und die IC/*SNRPN*-Transkripte von beiden homologen Chromosomen 15 exprimiert. Vergleichbar mit der Rolle der *XIST*-RNA bei der Inaktivierung des X-Chromosoms (Brockdorff et al., 1992) könnten die IC/*SNRPN*-Transkripte in der mütterlichen Keimbahn entweder als funktionelle RNA oder durch ihre Transkription in *cis* auf die *switch initiation site* wirken, die das maternale Imprint bidirektional initiiert (Dittrich et al., 1996). Für die Etablierung und Ausbreitung des maternalen Imprints ist ein *trans*-wirkender Faktor notwendig, der nur in der weiblichen Keimbahn vorkommt. In der männlichen Keimbahn fehlt dieser Faktor und als Konsequenz wird ein paternales Imprint gebildet (Dittrich et al., 1996). Die Methylierungsanalyse bei PWS/AS-Patienten mit einem Imprinting-Defekt an fünf elternspezifisch methylierten Loci in der 2 Mb geprägten PWS/AS-Region zeigte, daß die Ausbreitung des falschen Imprints über die gesamte Region erfolgt ist. Die PWS/AS-Region wird demnach bei der elternspezifischen Prägung als eine Einheit reguliert.

In einem modifizierten Modell für das genomische Imprinting der PWS/AS-Region (Surani, 1998) wurde postuliert, daß die IC/*SNRPN*-Transkripte in die Bildung eines sogenannten Imprint-Initiationskomplexes involviert sind (Abb. 4.2). In der weiblichen Keimbahn wirken die Transkripte als funktionelle RNA und vermitteln (möglicherweise unter Einfluß eines spezifischen *trans*-wirkenden Faktors der weiblichen Keimbahn) die Bildung des Imprint-Initiationskomplexes an der *switch initiation site* im Promotorbereich des *SNRPN*-Gens (*SN*SIS). Dies führt zur Bildung des maternalen Imprints (Abb. 4.2 A). Die DNA-Methyltransferase (*Dnmt1*) ist Teil des Komplexes und vermittelt die Methylierung des maternalen Allels von *SNRPN* (Surani, 1998). In der männlichen Keimbahn wird der Imprint-Initiationskomplex nicht gebildet (es fehlt der spezifische *trans*-Faktor der weiblichen Keimbahn) und es resultiert das paternale Imprint. In diesem Modell könnte das Exon u5 eine zentrale Rolle spielen und die Bildung des Komplexes von der Anwesenheit der IC/*SNRPN*-Transkripte mit u5 abhängen.

Ein anderes Modell wurde für das elternspezifisch geprägte Gen *H19* auf Chromosom 11p15 vorgestellt (Surani, 1998). *H19* ist im Vergleich zu *SNRPN* entgegengesetzt methyliert. Der Imprint-Initiationskomplex wird an einer *switch initiation site* des *H19*-Gens in der männlichen Keimbahn gebildet und initiiert das paternale Imprint (methyliert).

In der weiblichen Keimbahn wird durch konstitutive Transkription von *H19* eine Bindung des Komplexes an die *switch initiation site* verhindert und *H19* erhält ein maternales Imprint (unmethyliert) (Surani, 1998).

Übertragen auf die Etablierung der elterlichen Imprints in der PWS/AS-Region könnten nicht die IC/*SNRPN*-Transkripte selbst, sondern die aktive Transkription durch den IC/*SNRPN*-Locus die entscheidende Rolle spielen (Abb. 4.2 B). Diese verhindert in der männlichen Keimbahn die Bildung eines Imprint-Initiationskomplexes an der *switch initiation site*, und das paternale Imprint wird etabliert. In der weiblichen Keimbahn wird die IC/*SNRPN*-Transkription durch die Bindung eines *trans*-wirkenden Faktors an den AS-SRO blockiert. Dadurch wird die Bildung des Imprint-Initiationskomplexes an der *switch initiation site* möglich und ein maternales Imprint induziert. Diesem Modell nach sollten weiterführende Experimente auf die Identifizierung eines *trans*-wirkenden Faktors ausgerichtet sein, der in der weiblichen Keimbahn an den AS-SRO bindet.

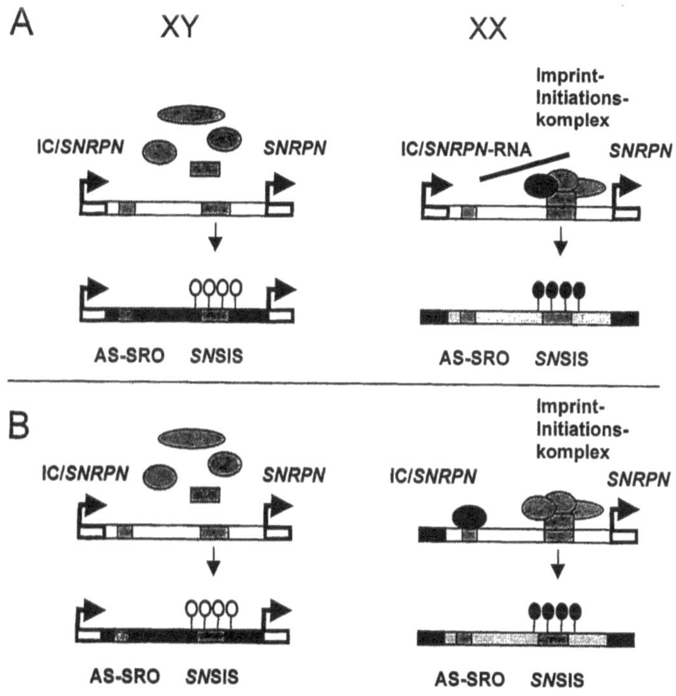

Abb. 4.2: Modell der Imprint-Umschaltung (nach Surani, 1998). **A.** In den primordialen Keimzellen werden die elterlichen Imprints aufgehoben (weiß). In der weiblichen Keimbahn (XX) vermitteln die IC/*SNRPN*-Transkripte und ein spezifischer *trans*-wirkender Faktor (schwarz) die Bildung des Imprint-Initiationskomplexes an der *switch initiation site* im Promotorbereich des *SNRPN*-Gens (*SN*SIS). Es resultiert ein maternales Imprint (hellgrau) und die Methylierung der CpG-Dinukleotide (schwarze Kreissymbole) im Promotor des *SNRPN*-Gens. In der männlichen Keimbahn (XY) fehlt der spezifische *trans*-Faktor und ein paternales Imprint wird gebildet (dunkelgrau) (unmethyliert, weiße Kreissymbole). **B.** In der weiblichen Keimbahn wird die Transkription durch den IC/*SNRPN*-Locus durch die Bindung eines *trans*-wirkenden Faktors (schwarz) inhibiert und an der *SN*SIS wird der Imprint-Initiationskomplex gebildet; es resultiert das maternale Imprint (hellgrau). In der männlichen Keimbahn fehlt der IC/*SNRPN*-Repressor und das paternale Imprint wird gebildet (dunkelgrau).

4.3 Identifizierung eines Testis-spezifischen Gens (*c15orf2*) in der Prader-Willi-Syndrom-Region

Das Prader-Willi-Syndrom (PWS) wird durch den Funktionsverlust von paternal exprimierten Genen in der elternspezifisch geprägten Region in 15q11-q13 verursacht. Bisher wurden sechs paternal exprimierte Transkripte identifiziert, die als Kandidatengene für das PWS diskutiert werden: *ZNF127* (Jong et al., 1999b), *NDN* (Jay et al., 1997, MacDonald et al., 1997), *SNRPN* (Özcelik et al., 1992), *IPW* (Wevrick et al., 1994) und *PAR-1* und *PAR-5* (Sutcliffe et al., 1994). Für keines dieser Transkripte konnte jedoch ein Zusammenhang mit dem PWS hergestellt werden (Yang et al., 1998; Jong et al., 1999b; Tsai et al., 1999a; Tsai et al., 1999b). Möglicherweise ist die fehlende Expression aller Gene entscheidend oder es gibt bisher unbekannte paternal exprimierte Gene in der PWS-Region, die eine Rolle in der Ätiologie des PWS spielen.

In der PWS-kritischen Region wurde durch die Klonierung einer CpG-Insel ein 7.5 kb großes Testis-spezifisches Gen identifiziert, das einen 3.5 kb großen offenen Leserahmen besitzt und, gemäß der HUGO Nomenklatur, *c15orf2* (*chromosome 15 open reading frame 2*) genannt wurde. *c15orf2* codiert ein putatives Protein von 1156 Aminosäuren, das jedoch keine signifikanten Ähnlichkeiten zu bekannten Proteinen oder Proteinmotiven besitzt. Das Gen liegt etwa 300 kb proximal des Imprinting-Centers zwischen den beiden paternal exprimierten Genen *NDN* (Jay et al., 1997) und *SNRPN* (Öczelik et al., 1992).

Die Analyse der genomischen Struktur zeigte, daß *c15orf2* keine Introns enthält. Andere intronlose Gene in der Region sind *ZNF127* (Jong et al., 1999b) und *NDN* (Jay et al., 1997; MacDonald et al., 1997), wohingegen *SNRPN* und *IPW* Introns enthalten (Öczelik et al., 1992, Wevrick et al., 1994). Am 3' Ende nutzt die *c15orf2*-mRNA ein ungewöhnliches Polyadenylierungssignal (AGUAAA) anstelle eines 13 bp weiter distal gelegenen typischen Signals (AAUAAA). Etwa 90-95% der mRNAs nutzen das AAUAAA-Signal (Manley et al., 1995; Colgan et al., 1997). Das zweithäufigste Polyadenylierungsmotiv (10-12%) ist die Sequenz AUUAAA (Wickens et al., 1990). In einer Studie zur Effizienz von insgesamt 19 Polyadenylierungssignalen folgt nach diesen beiden Signalen das seltene Polyadenylierungssignal AGUAAA (Wickens et al., 1990). In der männlichen Keimbahn werden eine Reihe von mRNAs gebildet, die statt des AAUAAA-Signals eine unkonventionelle Polyadenylierungssequenz im 3' Ende besitzen (Wallace et al., 1999).

Einige dieser mRNAs sind alternativ polyadenyliert, d.h. es gibt eine somatische mRNA, die das AAUAAA-Signal nutzt, während dieses bei der Polyadenylierung in den männlichen Keimzellen zugunsten eines ungewöhnlichen Signals vernachlässigt wird (Meijer et al., 1987; Wingett et al., 1992; Wallace et al., 1999). Das AGUAAA-Signal wird z.B. von einer 2.3 kb mRNA-Form des *germ cell nuclear factor* (GCNF/RTR) genutzt (Zhang et al., 1998b). Bei der alternativen Polyadenylierung spielt vermutlich eine Testis-spezifische Form einer Untereinheit (CstF-64) des *cleavage stimulation factor* (CstF) eine Rolle (Wallace et al., 1999). CstF-64 (64.000 Mr) bindet beim Polyadenylierungsprozeß eine U- bzw. G/U-reiche Region stromabwärts der Spaltungsstelle (Wallace et al., 1999). In den Spermatocyten wird ausschließlich eine größere Form des CstF-64-Proteins gebildet (70.000 Mr). Das somatische CstF-64-Protein (64,000 Mr) könnte die Polyadenylierung von mRNAs regulieren, die ein AAUAAA-Signal enthalten, während die Keimzell-spezifische CstF-64-Form (70,000 Mr) die Polyadenylierung von mRNAs mit ungewöhnlichen Signalen vermitteln könnte (Wallace et al., 1999). Das neu identifizierte *c15orf2*-Gen wird ausschließlich im Testis exprimiert. Ein ähnlicher Mechanismus könnte jedoch in den männlichen Keimzellen dazu führen, daß das AAUAAA-Signal bei der Polyadenylierung übersehen und stattdessen das AGUAAA-Signal genutzt wird.

Die Untersuchung der evolutionären Konservierung von *c15orf2* zeigte, daß das Gen in verschiedenen Primaten hoch konserviert ist, während es in der Maus und anderen untersuchten Spezies kein orthologes *c15orf2*-Gen zu geben scheint. Im Gegensatz dazu wurden für alle bisher in der PWS-kritischen Region identifizierten Gene orthologe Sequenzen bei der Maus beschrieben (*Zfp127* (Jong et al., 1999a), *necdin* (Watrin et al., 1997), *Snrpn* (Leff et al., 1992), *Ipw* (Wevrick et al., 1997)). Die einzelne retrovirale Sequenz (*long terminal repeat*, LTR) am 3' Ende von *c15orf2* könnte auf einen evolutionären Ursprung des Gens im Zusammenhang mit einer retroviralen Integration in das Primaten-Genom hinweisen. Ein LTR ist eine charakteristische Sequenz an beiden Enden von Retroviren, die starke Promotor- und Enhancerelemente sowie Signale für die Polyadenylierung der viralen RNA enthält. Nach einem retroviralen Transfer (Varmus, 1982) des *c15orf2*-Gens in die chromosomale Region 15q11-q13 ist der 5' Anteil des Provirus vermutlich durch ungleiches *crossing-over* an den LTRs während der Meiose I in der Keimzellbildung verlorengegegangen. Dies ist ein häufiges Ereignis, das Ursache für eine Reihe einzelner LTRs im menschlichen Genom ist (Löwer et al., 1996).

Die Analyse des Methylierungsstatus der innerhalb der CpG-Insel liegenden *Sac*II-Schnittstelle und der 11 bp distal der CpG-Insel liegenden *Not*I-Schnittstelle zeigte, daß diese in der DNA der meisten untersuchten Geweben methyliert sind. Im Falle einer proviralen Integration wurde das *c15orf2*-Gen vermutlich als eindringende fremde DNA erkannt und über einen Wirts-Verteidigungsmechanismus methyliert (*host-defence*-Hypothese; Bestor, 1998). Die Methylierung könnte zur Inaktivierung des Gens auf beiden elterlichen Chromosomen 15 geführt haben.

Normalerweise sind CpG-Inseln in somatischen Zellen und in den Keimzellen unmethyliert (Bird et al., 1985) und von der globalen *de novo* Methylierung zwischen der Implantation und der Gastrulation nicht betroffen (Razin und Kafri, 1994; Razin und Shemer, 1995). Ein kleiner Teil der CpG-Inseln liegt im Genom jedoch methyliert vor. Dies sind zum einen CpG-Inseln, die mit Haushaltsgenen auf dem X-Chromosom assoziiert sind und bei der Inaktivierung eines der elterlichen X-Chromosomen methyliert werden, und zum anderen CpG-Inseln von elternspezifisch geprägten Genen, die auf einer der parentalen Kopien methyliert sind (Razin und Cedar, 1994; Razin und Shemer, 1995).

Obwohl *c15orf2* in einer elternspezifisch geprägten und differentiell methylierten Region lokalisiert ist, liegt keine elternspezifische Methylierung vor, und im Gegensatz zu den herkömmlichen CpG-Inseln, ist die CpG-Insel von *c15orf2* in allen untersuchten Geweben, außer in den Spermien, hypermethyliert. Die Ursache hierfür könnte das Fehlen einer *cis*-wirkenden Sequenz sein, die den demethylierten Status einer CpG-Insel gewährleistet. So wurde in der CpG-Insel des *Aprt*-Gens (*adenine phosphoribosyl-transferase*) ein *cis*-wirkendes Element identifiziert, das sich und angrenzende Sequenzen vor einer *de novo* Methylierung schützt (Brandeis et al., 1994; Siegfried et al., 1999). Dieses Element enthält Bindungsstellen für den Transkriptionsfaktor Sp1, die notwendig, aber nicht ausreichend zu sein scheinen für die demethylierende Aktivität (Siegfried et al., 1999). In der CpG-Insel des *c15orf2*-Gens wurde zwar eine putative Sp1-Bindungsstelle identifiziert, möglicherweise fehlen jedoch andere für die Demethylierung notwendige *cis*-wirkende Elemente, oder diese sind mutiert.

Es sind mindestens 15 Gene bekannt, die im Testis exprimiert werden und eine klassische CpG-Insel beinhalten (Ariel et al., 1991). Für drei dieser Gene (*Int-1*, *Hox-2.1* and *Prm-1*) wurde die Methylierung in den CpG-Inseln untersucht und gezeigt, daß diese sowohl in somatischen Zellen, als auch in den Spermatogonien unmethyliert vorliegen (Ariel et al., 1991). Im Gegensatz dazu wurde ein mit der Genaktivität korrelierendes Methylierungsmuster für eine CpG-Insel in dem Gen *TH2B* der Ratte beschrieben, das für eine Testis-spezifische Isoform des Histongens *H2B* codiert (Choi et al., 1993; Choi et al., 1996). In somatischen Zellen ist die CpG-Insel in *TH2B* methyliert, in den *TH2B*-exprimierenden Zellen im Testis ist sie jedoch unmethyliert. Dasselbe Methylierungsmuster wurde bei dem homologen Gen der Maus (*MTH2B*) gezeigt (Choi et al., 1996). Vermutlich beinhaltet der Promotor von *TH2B* bzw. *MTH2B* ein *cis*-wirkendes Element mit Testis-spezifischen demethylierenden Eigenschaften. Ein solches Element wurde z.B. aus dem Promotor des im Testis exprimierten Gens *Pgk2* (*phosphoglycerate kinase*) isoliert, welches eine Demethylierung eines Reportergens spezifisch im Testis vermitteln kann (Zhang et al., 1998a). Die Demethylierung der CpG-Insel von *c15orf2* in einem spezifischen Teil der Zellen in adultem Testis könnte durch ein solches *cis*-wirkendes Element verursacht werden und den ersten notwendigen Schritt zur Reaktivierung der Transkription von *c15orf2* in diesem Gewebe darstellen. Der Anteil der demethylierten Zellen in fötalem Ovar könnte die Oocyten repräsentieren, die 20-30% der Zellen in fötalem Ovar bilden (Driscoll et al., 1990). Im Vergleich zu somatischen Zellen liegt in den Keimzellen generell eine Hypomethylierung vor, wobei der Methylierungsgrad in den Spermien jedoch normalerweise höher ist, als in Oocyten (Monk et al., 1987; Driscoll et al., 1990).

Die ausschließlich im Testis erfolgende Expression von *c15orf2* könnte durch spezifisch in diesem Gewebe vorkommende *trans*-wirkende Faktoren reguliert werden, die an *cis*-wirkende Elemente binden. Letztere sind möglicherweise erst durch die Demethylierung zugänglich geworden. So wurden in der Promotorregion des im Testis exprimierten Protamin-1-Gens der Maus (*Prm-1*) *cis*-wirkende Sequenzelemente lokalisiert, die von Testis-spezifischen Proteinen gebunden werden (Tamura et al., 1992; Zambrowicz et al., 1993, Zambrowicz et al., 1994). Alternativ dazu könnte die Existenz und Aktivität eines im Testis wirkenden Enhancers (Sage et al., 1998) oder Promotors die exklusive Expression von *c15orf2* in Testis-Zelltypen bewirken. Die putative retrovirale Integration des *c15orf2*-Gens könnte zur Positionierung in die Nähe eines solchen funktionellen Elements geführt haben. In Anbetracht der insgesamt hohen Transkriptionsaktivität in den Spermatiden wurde von Schmidt (1996) vorgeschlagen, daß die spezifisch in den Spermatiden auftretende Expression bestimmter Gene keine *trans*-Faktoren benötigt, sondern durch eine globale Verstärkung von existierenden Promotoren in diesen Zellen verursacht wird. Schmidt (1996) postulierte, daß ein Protein, welches ausschließlich in Spermatiden gebildet wird, dort auch funktionell ist.

Obwohl *c15orf2* in einer elternspezifisch geprägten Region zwischen zwei paternal exprimierten Sequenzen (*NDN* und *SNRPN*) lokalisiert ist, zeigte die Expressionsanalyse der beiden parentalen Allele, daß das Gen im Testis biallelisch exprimiert wird. Demnach unterliegt *c15orf2* nicht dem genomischen Imprinting und ist das erste nicht eltern-spezifisch exprimierte Gen in der PWS-Region. Ein analoges Beispiel von zwei nicht geprägten Genen in einer elternspezifisch geprägten Region wurde in der 1 Mb großen Beckwith-Wiedemann-Syndrom (BWS)-Region auf Chromosom 11p15 identifiziert. Das BWS wird unter anderem durch eine paternale UPD der Region 11p15 bzw. eine paternale Duplikation 11p15 verursacht und die Symptome sind Riesenwuchs, vergrößerte Organe (Niere, Pankreas) sowie eine hohe Wahrscheinlichkeit, an Tumoren zu erkranken (Wiedemann, 1983). Die BWS-Region enthält eine Reihe von elternspezifisch exprimierten Genen, in denen bei einigen sporadischen BWS-Patienten Mutationen (Hatada et al., 1996; Lee et al., 1997) bzw. biallelische Expression (*loss of imprinting*, LOI) (Weksberg et al., 1993; Lee et al., 1999b) nachgewiesen wurden. Gene im proximalen Teil der BWS-Region (*K_vLQT1, LIT1* und *$p57^{KIP}$*) scheinen für die Symptome des BWS relevant zu sein, während die distalen Gene (*H19* und *IGF2*) in die Tumorentwicklung involviert sind (Lee et al., 1999b). Ein Defekt des Imprints eines proximalen Gens hat keinen Effekt auf das Imprint eines distal gelegenen Gens bzw. umgekehrt (Caspary et al., 1998; Lee et al., 1999b). Dies könnte darauf hinweisen, daß das Imprinting der proximalen und distalen BWS-Region unabhängig voneinander reguliert wird (Lee et al., 1999b). Etwa in der Mitte der BWS-Region wurden zwei Transkripte lokalisiert (*TSSC4* and *TSSC6*), die biallelisch exprimiert werden (Lee et al., 1999a). Die Gene *TSSC4* und *TSSC6* haben möglicherweise ihr ursprüngliches Imprint in der frühen Embryonalentwicklung verloren oder dieses wurde nicht initiiert. Für zwei andere Gene (*K_vlqt1* und *Tapa1*), die in der orthologen Region der Maus liegen, wurde gezeigt, daß der Imprintingstatus dieser Gene von dem Stadium der Entwicklung abhängig ist (Caspary et al., 1998; Gould et al., 1998; Lee et al., 1999a). Das Mausgen *K_vlqt1* ist in frühen Embryonalstadien der Maus maternal exprimiert, während es im adulten Organismus biallelisch exprimiert wird (Gould et al., 1998). Das humane *K_VLQT1*-Gen unterliegt dem genomischen Imprinting in allen fötalen Geweben, außer im Herz (Lee et al., 1997). Das Mausgen *Tapa1* verliert das genomische Imprint am Tag 8 der Embyronalentwicklung (Caspary et al., 1998; Lee et al., 1999a).

Im Gegensatz zu der Situation in der BWS-Region wird die PWS/AS-Region als eine Einheit reguliert und bei PWS/AS-Patienten mit einem Imprinting-Defekt betrifft die inkorrekte Prägung die gesamte Region. Ein Verlust des genomischen Imprints von *c15orf2* in spezifischen Entwicklungsstadien könnte jedoch ebenfalls die Ursache für die biallelische Expression des Gens in adultem Testis sein und die Expression von *c15orf2* könnte in fötalem Testis elternspezifisch erfolgen. Dies konnte jedoch bislang nicht untersucht werden, da humanes fötales Testismaterial nicht zur Verfügung stand. Alternativ wurde ein initiales Imprint von *c15orf2* möglicherweise nicht etabliert. Von Birger et al. (1999) wurden in dem *Igf2r*-Gen der Maus ein Element identifiziert (Imprinting-Box), welches nach einer Injektion in einen mütterlichen Vorkern methyliert wird und nach Injektion in einen väterlichen Vorkern demethyliert vorliegt. Diese Imprinting-Box könnte die Bildung der elternspezifischen Methylierungsimprints des *Igf2r*-Gens vermitteln. Die putative retrovirale Integration von *c15orf2* in die geprägte PWS/AS-Region könnte beinhalten, daß dem Gen eine solche Imprinting-Box fehlt und als Konsequenz wird *c15orf2* von dem Imprint-Mechanismus in 15q11-q13 übergangen.

Aufgrund der biallelischen Expression trägt *c15orf2* wahrscheinlich nicht zum PWS-Phänotyp bei. Bei PWS-Patienten mit einer maternalen UPD bzw. einem Imprinting-Defekt sollten beide Allele des *c15orf2*-Gens exprimiert werden, diese Patienten unterscheiden sich jedoch in ihrem Phänotyp nicht von PWS-Patienten mit einer 4-5 Mb großen *de novo* Deletion in 15q11-q13, bei denen nur eine Kopie von *c15orf2* vorliegt. Ein möglicher Effekt der reduzierten Dosis von *c15orf2* würde sich vermutlich in der Spermatogenese äußern und nicht auffallen. Etwa 80-100% der PWS-Patienten haben eine fehlende bzw. unvollständige Pubertätsentwicklung (Hypogonadismus), die durch eine verminderte Ausschüttung von Geschlechtshormonen verursacht wird. Es ist daher unklar, ob die Zellen, in denen *c15orf2* exprimiert wird, im Testis der PWS-Patienten überhaupt gebildet werden.

Das *c15orf2*-Protein könnte bei der Spermatogenese von Primaten eine Rolle spielen. Es ist denkbar, daß putative Mutationen des *c15orf2*-Gens die Differenzierung der Spermien inhibieren und damit zu männlicher Infertilität führen. In weiterführenden Experimenten sollte daher die Funktion des Gens analysiert werden. So könnte eine *in situ* Hybridisierung mit humanen Testisgewebeschnitten zeigen, in welchen Zelltypen *c15orf2* exprimiert wird. Eine immunhistochemische Analyse mit Antikörpern gegen das putative *c15orf2*-Protein könnte Aufschluß über die subzelluläre Lokalisation des Proteins geben und damit einen Hinweis auf die Funktion erbringen.

5. ZUSAMMENFASSUNG

Der Verlust paternal exprimierter Gene in 15q11-q13 verursacht das Prader-Willi-Syndrom und der Verlust eines maternal exprimierten Gens (*UBE3A*) führt zum Angelman-Syndrom. Die elternspezifische Expression von Genen in dieser Region ist eine Folge des genomischen Imprintings. Die differentielle Prägung der Region in der väterlichen und mütterlichen Keimbahn wird durch das Imprinting-Center (IC) gesteuert. Das IC wird von alternativen Transkripten des *SNRPN*-Gens (IC/*SNRPN*-Transkripte) überspannt, die ausgehend von zwei duplizierten Startexons von dem paternalen, unmethylierten Allel exprimiert werden.

In der vorliegenden Arbeit wurde die Struktur und das Transkriptionspotential der IC/*SNRPN*-Transkripte weiter analysiert. Eine Startexon-ähnliche Sequenz wurde vervollständigt und die Methylierung des paternalen Allels nachgewiesen. Ob es sich bei dieser Kopie um einen alternativen Startpunkt handelt, konnte jedoch nicht geklärt werden. Weiter wurden vier neue Exons und zwei Pseudoexons identifiziert. Das neue Exon u5 liegt in dem bei allen AS-Patienten mit einer IC-Mikrodeletion fehlenden Bereich (AS-SRO) und könnte eine Rolle beim Prozeß des genomischen Imprintings spielen.

Durch die Klonierung einer CpG-Insel wurde zwischen den beiden paternal exprimierten Genen *SNRPN* und *NDN* ein neues Gen identifiziert (*c15orf2; chromosome 15 open reading frame 2*). Dieses 7.5 kb große Gen ist intronlos und wird ausschließlich im Testis exprimiert. *c15orf2* codiert für ein putatives 1156 Aminosäuren großes Protein unbekannter Funktion. Die CpG-Insel ist außer in den Spermien in den meisten Geweben methyliert. Am 3' Ende nutzt die *c15orf2*-mRNA ein ungewöhnliches Polyadenylierungssignal, welches in einer retroviralen Sequenz liegt (LTR). Eine Konservierung des Gens wurde nur in Primaten nachgewiesen. Beide Befunde könnten auf einen Ursprung des Gens im Zusammenhang mit einem retroviralen Transfer in die Keimbahn eines Primatenvorfahren hindeuten. Obwohl *c15orf2* in einer elternspezifisch geprägten Region liegt und von zwei paternal exprimierten Genen flankiert wird, erfolgt die Expression biallelisch. *c15orf2* ist das erste Gen in der PWS-kritischen Region, das nicht elternspezifisch exprimiert wird, und spielt daher vermutlich keine Rolle in der Ätiologie des PWS-Phänotyp. Aufgrund der Testis-spezifischen Expression könnte das Genprodukt von *c15orf2* eine Funktion bei der Spermatogenese von Primaten haben und in die Ätiologie anderer Phänotypen, z.B. männliche Infertilität, involviert sein.

6. LITERATUR

Albrecht U, Sutcliffe JS, Cattanach BM, Beechey CV, Armstrong D, Eichele G, Beaudet AL (1997) Imprinted expression of the murine Angelman syndrome gene, Ube3a, in hippocampal and Purkinje neurons. Nat Genet **17**: 75-78.

Amos-Landgraf JM, Ji Y, Gottlieb W, Depinet T, Wandstrat AE, Cassidy SB, Driscoll DJ, Rogan PK, Schwartz S, Nicholls RD (1999) Chromosome breakage in the Prader-Willi and Angelman syndromes involves recombination between large, transcribed repeats at proximal and distal breakpoints. Am J Hum Genet **65**:370-386.

Angelman H (1965) Puppet children: A report of three cases. Dev Med Neurol **7**: 681-688.

Antonarakis SE, Blouin JL, Maher J, Avramopoulos D, Thomas G, Talbot CC (1993) Maternal uniparental disomy for human chromosome 14, due to loss of a chromosome 14 from somatic cells with t(13;14) trisomy 14. Am J Hum Genet **52**: 1145-1152.

Ariel M, McCarrey J, Cedar H (1991) Methylation patterns of testis-specific genes. Proc Natl Acad Sci USA **88**: 2317-2321.

Barlow DP, Stöger R, Hermann BG, Saito K, Schweifer N (1991) The mouse insulin-like growth factor type-2 receptor is imprinted and closely linked to the Tme locus. Nature **349**: 84-87.

Bartolomei MS, Zemel S, Tilghman SM (1991) Parental imprinting of the mouse H19 gene. Nature **351**:153-155.

Barton SC, Surani MAH, Norris ML (1984) Role of paternal and maternal genomes in mouse development. Nature **311**: 374-376.

Bestor TH (1998) The host defence function of genomic methylation patterns. Novartis Found Symp **214**: 187-195.

Bird A, Taggart M, Frommer M, Miller OJ, Macleod D (1985) A fraction of the mouse genome that is derived from islands of nonmethylated, CpG-rich DNA. Cell **40**: 91-99.

Bird AP (1986) CpG-rich islands and the function of DNA methylation. Nature **321**: 209-213.

Birger Y, Shemer R, Perk J, Razin A (1999) The imprinting box of the mouse *Igf2r* gene. Nature **397**: 84-88.

Birnboim HC und Doly J (1979) A rapid alkaline extraction procedure for screening recombinant plasmid DNA. Nucl Acids Res **7**: 1513-1523.

Brandeis M, Frank D, Keshet I, Siegfried Z, Mendelsohn M, Nemes A, Temper V, Razin A, Cedar H (1994) Sp1 elements protect a CpG island from de novo methylation. Nature **371**: 435-438.

Brockdorff N, Ashworth A, Kay GF, McCabe VM, Norris DP, Cooper, PJ, Swift S, Rastan S (1992) The product of the mouse *Xist* gene is a 15 kb inactive X-specific transcript containing no conserved ORF and located in the nucleus. Cell **71**: 515-526.

Buiting K, Greger V, Brownstein BH, Mohr RM, Voiculescu I, Winterpacht A, Zabel B, Horsthemke B (1992) A putative gene family in 15q11-13 and 16p11.2: Possible implications for Prader-Willi and Angelman syndromes. Proc Natl Acad Sci USA **89**: 5457-5461.

Buiting K, Dittrich B, Groß S, Greger V, Lalande M, Robinson W, Mutirangura A, Ledbetter D, Horsthemke B (1993) Molecular definition of the Prader-Willi syndrome chromosome region and orientation of the *SNRPN* gene. Hum Molec Genet **2**: 1991-1994.

Buiting K, Dittrich B, Robinson WP, Guitart M, Abeliovich D, Lerer I, Horsthemke B (1994) Detection of aberrant DNA methylation in unique Prader-Willi syndrome patients and its diagnostic applications. Hum Molec Genet **3**: 893-895. Corrigendum **3**: 2092.

Buiting K, Saitoh S, Groß S, Dittrich B, Schwartz S, Nicholls RD, Horsthemke B (1995) Inherited microdeletions in the Angelman and Prader-Willi syndromes define an imprinting centre on human chromosome 15. Nature Genet **9**: 395-400.

Buiting K, Dittrich B, Groß S, Lich C, Färber C, Buchholz T, Smith E, Reis A, Bürger J, Nöthen MM, Barth-Witte U, Janssen B, Abeliovich D, Lerer I, van den Ouweland AMW, Halley DJJ, Schrander-Stumpel C, Smeets H, Meinecke P, Malcolm S, Gardner A, Lalande M, Nicholls RD, Friend K, Schulze A, Matthijs G, Kokkonen H, Hilbert P, van Maldergem L, Glover G, Carbonell P, Willems P, Gillessen-Kaesbach G, Horsthemke B (1998) Sporadic imprinting defects in Prader-Willi syndrome and Angelman syndrome: Implications for imprint switch models, genetic counseling and prenatal diagnosis. Am J Hum Genet **63**: 170-180.

Buiting K, Dittrich B, Dworniczak B, Lerer I, Abeliovich D, Cottrell S, Temple IK, Harvey JF, Lich C, Groß S, Hortshemke B (1999) A 28 kb deletion spanning D15S63 (PW71) in five families: a rare neutral variant. Am J Hum Genet: in Druck.

Bürger J, Buiting K, Dittrich B, Groß S, Lich C, Sperling K, Horsthemke B, Reis A (1997) Different mechanisms and recurrence risks of imprinting defects in Angelman syndrome. Am J Hum Genet **61**:88-93

Burke TD, Carle GF, Olson MV (1987) Cloning of large segments of exogenous DNA into yeast by means of artificial chromosome vectors. Science **236**: 806-812.

Butler MG, Meaney FJ, Palmer CG (1986) Clinical and cytogenetic survey of 39 individuals with Prader-Labhart-Willi syndrome. Am J Med Genet **23**:793-809.

Butler MG (1990) Prader-Willi syndrome: current understanding of cause and diagnosis. Am J Med Genet **35**: 319-332.

Butler MG und Palmer CG (1983) Parental origin of chromosome 15 deletion in Prader-Willi syndrome. Lancet **1**: 1285-1286.

Carle GF und Ohlson MV (1984) Separation of chromosomal DNA molecules from yeast by orthogonal-field-alteration gel electrophoresis. Nucl Acids Res **12**: 5647-5664.

Caspary T, Cleary MA, Baker CC, Guan XJ, Tilghman SM (1998) Multiple mechanisms regulate imprinting of the mouse distal chromosome 7 gene cluster. Mol Cell Biol **18**: 3466-3474.

Cattanach BM, Kirk M (1985) Differential activity of maternally and paternally derived chromosome regions in mice. Nature **315**: 496-498.

Cattanach BM, Barr JA, Evans EP, Burtenshaw M, Beechey V, Leff SE, Brannan CI, Copeland NG, Jenkins NA, Jones J (1992) A candidate mouse model for Prader-Willi syndrome which shows an absence of *SNRPN* expression. Nature Genet **2**: 270-274.

Cattanach BM, Barr JA, Beechey CV, Martin J, Noebels J, Jones J (1997) A candidate model for Angelman syndrome in the mouse. Mamm Genome **8**: 472-478. Erratum **8**: 877

Cedar H (1988) DNA methylation and gene activity. Cell **53**: 3-4.

Chaillet RJ, Knoll JHM, Horsthemke B, Lalande M (1991) The synthenic relationship between the critical deletion region for the Prader-Willi/Angelman syndromes and proximal mouse chromosome 7. Genomics **11**: 773-776.

Chen F, MacDonald CC, Wilusz J (1995) Cleavage site determinants in the mammalian polyadenylation signal. Nucl Acids Res **14**: 2614-2620.

Choi YC und Chae CB (1993) Demethylation of somatic and testis-specific histone H2A and H2B genes in F9 embryonal carcinoma cells. Mol Cell Biol **13**: 5538-5548.

Choi YC, Gu W, Hecht NB, Feinberg AP, Chae CB (1996) Molecular cloning of mouse somatic and testis-specific H2B histone genes containing a methylated CpG island. DNA Cell Biol **15**: 495-504.

Chomczynski P und Sacchi N (1987) Single-step method of RNA isolation by acid guanidinium thiocyanate-phenol-chloroform extraction. Anal Biochem **162**: 156-159.

Christian SL, Robinson WP, Huang B, Mutirangura A, Line MR, Nakao M, Surti U, Chakravarti A, Ledbetter DH (1995) Molecular characterization of two proximal deletion breakpoint regions in both Prader-Willi and Angelman syndrome patients. Am J Hum Genet **57**: 40-48.

Christian SL, Bhatt NK, Martin SA, Sutcliffe JS, Kubota T, Huang B, Mutirangura A, Chinault AC, Beaudet AL, Ledbetter DH (1998) Integrated YAC contig map of the Prader-Willi/Angelman region on chromosome 15q11-q13 with average STS spacing of 35 kb. Genome Res **8**: 146-157.

Christian SL, Fantes JA, Mewborn SK, Huang B, Ledbetter DH (1999) Large genomic duplicons map to sites of instability in the Prader-Willi/Angelman syndrome chromosome region (15q11-q13). Hum Molec Genet **8**: 1025-1037.

Colgan DF und Manley JL (1997) Mechanism and regulation of mRNA polyadenylation. Genes Dev **11**: 2755-2766.

Cook EH, Lindgren V, Leventhal BL, Courchesne R, Lincoln A, Shulman, C, Lord C, Courchesne E (1997) Autism or atypical autism in maternally but not paternally derived proximal 15q duplication. Am J Hum Genet **60**: 928-934.

Cooper DW, Johnston PG, Watson JM, Graves JAM (1993) X-inactivation im marsupials and monotremes. Sem in Dev Biol **4**: 117-128.

Cotter PD, Kaffe S, McCurdy LD, Jhaveri M, Willner JP, Hirschhorn K (1997) Paternal uniparental disomy for chromosome 14: a case report and review. Am J Med Genet **70**: 74-79.

Crouse HV (1960) The controlling element in sex chromosome behavior in *Sciara*. Genetics **45**: 1429-1443.

DeChiara TM, Robertson EJ, Efstratiadis A (1991) Parental imprinting of the mouse insulin-like growth factor II gene. Cell **64**: 849-859.

Dittrich B, Robinson WP, Knoblauch H, Buiting K, Schmidt K, Gillessen-Kaesbach G, Horsthemke B (1992) Molecular diagnosis of the Prader-Willi and Angelman syndromes by detection of parent-of-origin specific DNA methylation in 15q11-13. Hum Genet **90**: 313-315.

Dittrich B (1995) Identifizierung von elternspezifisch methylierten und exprimierten DNA-Sequenzen in der Prader-Willi/Angelman-Syndrom-Region. Dissertation, Universität GH Essen.

Dittrich B, Buiting K, Korn B, Rickard S, Buxton J, Saitoh S, Nicholls RD, Poustka A, Winterpacht A, Zabel B, Horsthemke, B (1996) Imprint switching on human chromosome 15 may involve alternative transcripts of the *SNRPN* gene. Nature Genet **14**: 163-170.

Donlon TA (1988) Similar molecular deletions on chromosome 15q11.2 are encountered in both the Prader-Willi and Angelman syndromes. Hum Genet **80**: 322-328.

Driscoll DJ und Migeon BR (1990) Sex difference in methylation of single copy genes in human meiotic germ cells: implications for X chromosome inactivation, parental imprinting and origin of CpG mutations. Somat Cell Mol Genet **16**: 267-282.

Driscoll DJ, Waters MF, Williams CA, Zori RT, Glenn CC, Avidano KM, Nicholls RD (1992) A DNA methylation imprint, determined by the sex of the parent distinguishes the Angelman and Prader-Willi syndromes. Genomics **13**: 917-924.

Engel E (1980) A new genetic concept: Uniparental disomy and its potential effect, isodisomy. Am J Med Genet **6**: 137-143.

Engel E (1993) Uniparental disomy revisited: the first twelve years. Am J Med Genet **46**: 670-674.

Fang P, Lev-Lehman E, Tsai TF, Matsuura T, Benton CS, Sutcliffe JS, Christian SL, Kubota T, Halley DJ, Meijers-Heijboer H, Langlois S, Graham JM Jr, Beuten J, Willems PJ, Ledbetter DH, Beaudet AL (1999) The spectrum of mutations in UBE3A causing Angelman syndrome. Hum Mol Genet **8**: 129-135.

Feinberg AP und Vogelstein B (1983) A technique for radiolabeling DNA restriction endonuclease fragments to high specific activity. Anal Biochem **132**: 6-13.

Feinberg AP und Vogelstein B (1984) Addendum: A technique for radiolabeling DNA restriction endonuclease fragments to high specific activity. Anal Biochem **137**: 266-267.

Fields C, Adams MD, White O, Venter JC (1994) How many genes in the human genome? Nature Genet **7**: 345-346.

Flejter WL, Bennett-Baker PE, Ghaziuddin M, McDonald M, Sheldon S, Gorski JL (1996) Cytogenetic and molecular analysis of inv dup(15) chromosomes observed in two patients with autistic disorder and mental retardation. Am J Med Genet **61**: 182-187.

Fraccaro M, Zuffardi O, Bühler EM, Jurik LP (1977) 15/15 Translocation in Prader-Willi syndrome. J Med Genet **14**: 275-276.

Frohman MA, Dush MK, Martin GR (1988) Rapid production of full-length cDNAs from rare transcripts: amplification using a single gene-specific oligonucleotide primer. Proc Natl Acad Sci USA **85**: 8998-9002.

Gabriel JM, Merchant M, Ohta T, Ji Y, Caldwell RG, Ramsey MJ, Tucker JD, Longnecker R, Nicholls RD (1999) A transgene insertion creating a heritable chromosome deletion mouse model of Prader-Willi and Angelman syndromes. Proc Natl Acad Sci USA **96**: 9258-9263.

Gardiner-Garden M und Frommer M (1987) CpG islands in vertebrate genomes. J Mol Biol **196**: 261-282.

Gillessen-Kaesbach G und Horsthemke, B (1995) Das Prader-Willi-Syndrom. Tele-Forum Kinderarzt **10**: 3-4.

Glenn CC, Saitoh S, Jong MTC, Filbrandt MM, Surti U, Driscoll DJ, Nicholls RD (1996) Gene structure, DNA methylation, and Imprinted Expression of the Human SNRPN Gene. Am J Hum Genet **58**: 335-346.

Gould TD und Pfeifer K (1998) Imprinting of mouse $K_v$lqt1 is developmentally regulated. Hum Molec Genet **7**: 483-487.

Graves JAM (1996) Mammals that break the rules: genetics of marsupials and monotremes. Annu Rev Genet **30**: 233-260.

Greally JM, Starr DJ, Hwang S, Song L, Jaarola M., Zemel S (1998) The mouse *H19* locus mediates a transition between imprinted and non-imprinted DNA replication patterns. Hum Molec Genet **7**: 91-95.

Greger V, Woolf E, Lalande M (1993) Cloning of the breakpoints of a submicroscopic deletion in an Angelman syndrome patient. Hum Molec Genet **2**: 921-924.

Hall JG (1990) Genomic imprinting: Review and relevance to human diseases. Am J Hum Genet **46**: 857-873.

Hamabe J, Kuroki Y, Imaizumi K, Sugimoto T, Fukushima Y, Yamaguchi A, Izumikawa Y, Niikawa N (1991) DNA deletion and its parental origin in Angelman syndrome patients. Am J Med Genet **41**: 64-68.

Hatada I, Ohashi Y, Fukushima Y, Kaneko Y, Inoue M, Komoto Y, Okada A, Ohishi S, Nabetani A, Morisaki H, Nakayama M, Niikawa N, Mukai T (1996) An imprinted gene $p57^{KIP2}$ is mutated in Beckwith-Wiedemann syndrome. Nature Genet **14**: 171-173.

Hawkey CJ und Smithies A (1976) The Prader-Willi syndrome with a 15/15 translocation: case report and review of the literature. J Med Genet **13**: 152-156.

Hayashizaki Y, Shibata H, Hirotsune S, Sugino H, Okazaki Y, Saski N, Hirose K, Imoto H, Okuizumi H, Muramatsu M et al. (1994) Identification of an imprinted U2af binding protein related sequence on mouse chromosome 11 using the RLGS method. Nature Genet **6**: 33-40.

Hayward BE, Kamiya M, Strain L, Moran V, Campbell R, Hayashizaki Y, Bonthron DT (1998a) The human *GNAS1* gene is imprinted and encodes distinct paternally and biallelically expressed G proteins. Proc Natl Acad Sci USA **95**: 10038-10043.

Hayward BE, Moran V, Strain L, Bonthron DT (1998b) Bidirectional imprinting of a single gene: *GNAS1* encodes maternally, paternally, and biallelically derived proteins. Proc Natl Acad Sci USA **95**: 15475-15480.

Henry I, Bonaiti-Pellie C, Chehensse V, Beldjord C, Schwartz C, Utermann G, Junien C (1991) Uniparental paternal disomy in a genetic cancer-predisposing syndrome. Nature **351**: 665-667.

Holton TA und Graham MW (1991) A simple and efficient method for direct cloning of PCR products using ddT-tailed vectors. Nucl Acids Res **19**: 1156.

Horsthemke B (1998) Genomisches Imprinting beim Menschen: Grundlagen und klinische Relevanz. Biospektrum **4**: 23-26.

Ioannou PA, Amemiya CT, Garnes J, Kroisel PM, Hiroaki S, Chen C, Batzer MA, Jong PJ (1994) A new bacteriophage P1-derived vector for the propagation of large human DNA fragments. Nature Genet **6**: 84-89.

Izumikawa Y, Naritomi K, Hirayama K (1991) Replication asynchrony between homologs 15q11.2: cytogenetic evidence for genomic imprinting. Hum Genet **87**: 1-5.

Jaenisch R (1997) DNA methylation and imprinting: why bother? Trends Genet **13**: 323-329.

Jay P, Rougeulle C, Massacrier A, Moncla A, Mattei M-G, Malzac P, Roëckel N, Taviaux S, Lefranc J-L, Cau P, Berta P, Lalande M, Muscatelli F (1997) The human necdin gene, *NDN*, is maternally imprinted and located in the Prader-Willi syndrome chromosomal region. Nature Genet **17**: 357-361.

Ji Y, Walkowicz M, Buiting K, Johnson DK, Tarvin RE, Rinchik EM, Horsthemke B, Stubbs L, Nicholls RD (1999) The ancestral gene for transcribed, low-copy repeats in the Prader-Willi/Angelman region encodes a large protein implicated in protein trafficking that is deficient in mice with neuromuscular and spermiogenic abnormalities. Hum Molec Genet **8**: 533-542.

Jiang YH, Armstrong D, Albrecht U, Atkins CM, Noebels JL, Eichele G, Sweatt JD, Beaudet AL (1998) Mutation of the Angelman ubiquitin ligase in mice causes increased cytoplasmic p53 and deficits of contextual learning and long-term potentiation. Neuron **21**: 799-811.

Jiang Y, Lev-Lehman E, Bressler J, Tsai TF, Beaudet AL (1999) Genetics of Angelman syndrome. Am J Hum Genet **65**: 1-6.

Jones PL, Veenstra GJ, Wade PA, Vermaak D, Kass SU, Landsberger N, Strouboulis J, Wolffe AP (1998) Methylated DNA and MeCP2 recruit histone deacetylase to repress transcription. Nature Genet **19**: 187-191.

Jong MTC, Carey AH, Caldwell KA, Lau MH, Handel MA, Driscoll DJ, Stewart CL, Rinchik EM, Nicholls RD (1999a) Imprinting of a RING zinc-finger encoding gene in the mouse chromosome region homologous to the Prader-Willi syndrome genetic region. Hum Molec Genet **8**: 795-803.

Jong MTC, Gray TA, Ji Y, Glenn CC, Saitoh S, Driscoll DJ, Nicholls RD (1999b) A novel imprinted gene, encoding a RING zinc-finger protein, and overlapping antisense transcript in the Prader-Willi syndrome critical region. Hum Molec Genet **8**: 783-793.

Kafri T, Gao X, Razin A (1993) Mechanistic aspects of genome-wide demethylation in the preimplantation mouse embryo. Proc Natl Acad Sci U S A **90**: 10558-10562.

Kaplan LC, Wharton R, Elias E, Mandell F, Donlon TA, Latt SA (1987) Clinical heterogeneity associated with deletions in the long arm of chromosome 15: Report of three new cases and their possible significance. Am J Med Genet **28**: 45-53.

Kishino T, Lalande M, Wagstaff J (1997) *UBE3A/E6-AP* mutations cause Angelman syndrome. Nature Genet **15**: 70-73.

Kitsberg D, Selig S, Brandeis M, Simon I, Keshet I, Driscoll DJ, Nicholls RD, Cedar H (1993) Allele-specific replication timing of imprinted gene regions. Nature **364**: 459-463.

Knoll JHM, Nicholls RD, Magenis RE, Graham JM Jr, Lalande M, Latt SA (1989) Angelman and Prader-Willi syndromes share a common chromosome 15 deletion but differ in parental origin of the deletion. Am J Med Genet **32**: 285-290.

Knoll JH, Nicholls RD, Magenis RE, Glatt K, Graham JM Jr, Kaplan L, Lalande M (1990) Angelman syndrome: three molecular classes identified with chromosome 15q11q13-specific DNA markers. Am J Hum Genet **47**: 149-155.

Knoll JH, Glatt KA, Nicholls RD, Malcolm S, Lalande M (1991) Chromosome 15 uniparental disomy is not frequent in Angelman syndrome. Am J Hum Genet **48**: 16-21.

Knoll JHM, Cheng SD, Lalande M (1994) Allele specificity of DNA replication timing in the Angelman/Prader-Willi syndrome imprinted chromosomal region. Nature Genet **6**: 41-45.

Kotzot D, Schmitt S, Bernasconi F, Robinson WP, Lurie IW, Ilyina H, Méhes K, Hamel BCJ, Otten BJ, Hergersberg M, Werder E, Schoenle E, Schinzel A (1995) Uniparental disomy 7 in Silver-Russel syndrome and primordial growth retardation. Hum Mol Genet **4**: 583-587.

Kozak M (1987) An analysis of 5' noncoding sequences from 699 vertebrate messenger RNAs. Nucl Acids Res **15**: 8125-8148.

Kozak M (1995) Adherence to the first-AUG rule when a second AUG codon follows closely upon the first. Proc Natl Acad Sci USA **92**: 2662-2666.

Kozak M (1999) Initiation of translation in prokaryotes and eukaryotes. Gene **234**: 187-208.

Kuwano A, Mutirangura A, Dittrich B, Buiting K, Horsthemke B, Saitoh S, Niikawa N, Ledbetter SA, Greenberg F, Chinault AC, Ledbetter DH (1992) Molecular dissection of the Prader-Willi/Angelman syndrome region (15q11-13) by YAC cloning and FISH analysis. Hum Molec Genet **1**: 417-425. Corrigendum **1**: 784.

Ledbetter DH, Riccardi VM, Airhart SD, Strobel RJ, Keenan SB, Crawford JD (1981) Deletions of chromosome 15 as a cause of the Prader-Willi syndrome. N Engl J Med **304**: 325-329.

Ledbetter DH, Mascarello JT, Riccardi VM, Harper VD, Airhard SD, Strobel RJ (1982) Chromosome 15 abnormalities and the Prader-Willi syndrome. Am J Hum Genet **34**: 278-285.

Ledbetter DH und Engel E (1995) Uniparental disomy in humans: development of an imprinting map and its implications for prenatal diagnosis. Hum Mol Genet **4**: 1757-1764.

Lee PDK, Wilson DM, Ronntree L, Hintz RL, Rosenfeld RG (1987) Linear growth response to exogeneous growth hormone in Prader-Willi syndrome. Am J Med Genet **28**: 865-871.

Lee MP, Hu R-J, Johnson LA, Feinberg AP (1997) Human *KvLQT1* gene shows tissue-specific imprinting and encompasses Beckwith-Wiedemann syndrome chromosomal rearrangements. Nature Genet **15**: 181-185.

Lee MP, Brandenburg S, Landes GM, Adams M, Miller G, Feinberg AP (1999a) Two novel genes in the center of the 11p15 imprinted domain escape genomic imprinting. Hum Mol Genet **4**: 683-690.

Lee MP, DeBaun MR, Mitsuya K, Galonek HL, Brandenburg S, Oshimura M, Feinberg AP (1999b) Loss of imprinting of a paternally expressed transcript, with antisense orientation to *KvLQT1*, occurs frequently in Beckwith-Wiedemann syndrome and is independent of insulin-like growth factor II imprinting. Proc Natl Acad Sci USA **96**: 5203-5208.

Leff SE, Brannan CI, Reed ML, Özcelik T, Francke U, Copeland NG, Jenkins NA (1992) Maternal imprinting of the mouse *Snrpn* gene and conserved linkage homology with the human Prader-Willi syndrome region. Nature Genet **2**: 259-264.

Löwer R, Löwer J, Kurth R (1996) The viruses in all of us: Characteristics and biological significance of human endogenous retrovirus sequences. Proc Natl Acad Sci USA **93**: 5177-5184.

Loh Y, Elliott JF, Cwirla S, Lanier LL, Davis MM (1989) Polymerase chain reaction with single-sided specificity: Analysis of T cell receptor δ chain. Science **243**: 217-220.

Lyon MF (1961) Gene action in the X-chromosome of the mouse (*Mus musculus L.*) Nature **190**: 372-373.

Lyon MF und Rastan S (1984) Parental source of chromosome imprinting and its relevance for X chromosome inactivation. Differentiation **26**: 63.

MacDonald H und Wevrick R (1997) The necdin gene is deleted in Prader-Willi syndrome and is imprinted in human and mouse. Hum Mol Genet **11**: 1873-1878.

Magenis RE, Brown MG, Lacy DA, Budden S, Fafranchi S (1987) Is Angelman syndrome an alternate result of del(15)(q11-13)? Am J Med Genet **28**: 829-838.

Malcolm S, Clayton-Smith J, Nichols M, Robb S, Webb T, Armour JAL, Jeffreys AJ, Pembrey ME (1991) Uniparental disomy in Angelman's syndrome. Lancet **337**: 694-697.

Malzac P, Webber H, Moncla A, Graham JM, Kukolich M, Williams C, Pagon RA, Ramsdell LA, Kishino T, Wagstaff J (1998) Mutation analysis of UBE3A in Angelman syndrome patients. Am J Hum Genet **62**: 1353-1360.

Maniatis T, Fritsch EF, Sambrook J (1982) Molecular cloning: A laboratory manual. Cold Spring Harbor Laboratory, Cold Spring Harbor, New York.

Manley JL (1995) A complex protein assembly catalyzes polyadenylation of mRNA precursor. Curr Opin Genet Dev **5**: 222-228.

Matsuura T, Sutcliffe JS, Fang P, Galjaard RJ, Jiang YH, Benton CS, Rommens JM, Beaudet AL (1997) De novo truncating mutations in E6-AP ubiquitin-protein ligase gene (*UBE3A*) in Angelman syndrome. Nature Genet **15**: 74-77.

McGrath J und Solter D (1984) Completion of mouse embryogenesis requires both the maternal and paternal genomes. Cell **37**: 179-183.

Meijer D, Hermans A, von Lindern M, van Agthoven T, de Klein A, Mackenbach P, Grootegoed A, Talarico D, Della Valle G, Grosveld G (1987) Molecular characterization of the testis specific *c-abl* mRNA in mouse. EMBO J **6**: 4041-4048.

Metz CW (1925) Chromosomes and sex in *Sciara*. Science **61**: 212-215.

Metz CW (1938) Chromosome behavior, inheritance and sex determination in *Sciara*. Am Nat **72**: 485-520.

Monk M, Boubelik M, Lehnert S (1987) Temporal and regional changes in DNA methylation in the embryonic, extraembryonic and germ cell lineages during mouse embryo development. Development **99**: 371-382.

Morison IM und Reeve AE (1998) A catalogue of imprinted genes and parent-of-origin effects in humans and animals. Hum Mol Genet **7**: 1599-1609.

Mutirangura A, Jayakumar A, Sutcliffe JS, Nakao M, McKinney MJ, Buiting K, Horsthemke B, Beaudet AL, Chinault AC, Ledbetter DH (1993) A complete YAC contig of the Prader-Willi/Angelman chromosome region (15q11-q13) and refined localization of the SNRPN gene. Genomics **18**: 546-552.

Nicholls RD, Knoll JH, Butler MG, Karam S, Lalande M (1989) Genetic imprinting suggested by maternal uniparental heterodisomy in nondeletion Prader-Willi syndrome. Nature **342**: 281-285.

Nicholls RD, Saitoh S, Horsthemke B (1998) Imprinting in Prader-Willi and Angelman syndromes. Trends Genet **14**: 194-200.

Ohara O, Dorit RL, Gilbert W (1989) One-sided polymerase chain reaction: The amplification of cDNA. Proc Natl Acad Sci **86**: 5673-5677.

Ohta T, Buiting K, Kokkonen H, McCandless S, Heeger S, Leisti H, Driscoll DJ, Cassidy SB, Horsthemke B, Nicholls RD (1999a) Molecular mechanism of Angelman syndrome in two large families involves an imprinting mutation. Am J Hum Genet **64**: 385-396.

Ohta T, Gray TA, Rogan PK, Buiting K, Gabriel JM, Saitoh S, Muralidhar B, Bilienska B, Krajewska-Walasek M, Driscoll DJ, Horsthemke B, Butler MG, Nicholls RD (1999b) Imprinting-mutation mechanisms in Prader-Willi syndrome. Am J Hum Genet **64**: 397-413.

Özcelik T, Leff S, Robinson W, Donlon T, Lalande M, Sanjines E, Schinzel A, Francke U (1992) Small nuclear ribonucleoprotein polypeptide N (*SNRPN*), an expressed gene in the Prader-Willi syndrome critical region. Nature Genet **2**: 265-269.

Patterton D und Wolffe AP (1996) Developmental roles for chromatin and chromosomal structure. Dev Biol **173**: 2-13.

Pembrey M, Fennell SJ, van den Berghe J, Fitchett M, Summers D, Butler L, Clarke C, Griffiths M, Thompson E, Super M (1988) The association of Angelman's syndrome with deletions within 15q11-13. J Med Genet **26**:73-77.

Prader A, Labhart A, Willi H (1956) Ein Syndrom von Adipositas, Kleinwuchs, Kryptorchismus und Oligophrenie nach myotonieartigem Zustand im Neugeborenenalter. Schweiz Med Wochenschr **86**: 1260-1261.

Razin A und Cedar H (1994) DNA methylation and genomic imprinting. Cell **77**: 473-476.

Razin A und Kafri T (1994) DNA methylation from Embryo to Adult. Progress in Nucleic Acid Research and Molecular Biology **48**: 53-81.

Razin A und Shemer R (1995) DNA methylation in early development. Hum Molec Genet **4**: 1751-1755.

Reik W, Collick A, Norris ML, Barton S, Surani A (1987) Genomic imprinting determines methylation of parental alleles in transgenic mice. Nature **328**: 248-251.

Reik W (1989) Genomic imprinting and genetic disorders in man. Trends Genet **5**:331-336.

Reik W und Maher E (1997) Imprinting in clusters: lessons from Beckwith-Wiedemann syndrome. Trends Genet **13**: 330-334.

Reik W und Surani MA (Eds) (1997) Genomic Imprinting. Oxford: Oxford University Press.

Reis A, Dittrich B, Greger V, Buiting K, Lalande M, Gillessen-Kaesbach G, Anvret M, Horsthemke B (1994) Imprinting mutations suggested by abnormal DNA methylation patterns in familial Angelman and Prader-Willi syndromes. Am J Hum Genet **54**: 741-747.

Robinson WP, Dutly F, Nicholls RD, Bernasconi F, Penaherrera M, Michaelis RC, Abeliovich D, Schinzel AA (1998) The mechanisms involved in formation of deletions and duplications of 15q11-q13. J Med Genet **35**: 130-136.

Rougeulle C, Glatt H, Lalande M (1997) The Angelman syndrome candidate gene, *UBE3A/E6-AP*, is imprinted in brain. Nature Genet **17**: 14-15.

Rougeulle C, Cardoso C, Fontés M, Colleaux L, Lalande M (1998) An imprinted antisense RNA overlaps UBE3A and a second maternally expressed transcript. Nature Genet **19**: 15-16.

Sage J, Martin L, Rassoulzadegan M, Cuzin F (1996) Germ cell-specific enhancer activity of a repeated element in a variable region of the mouse genome. Gene **221**: 85-92.

Saiki RK, Scharf S, Faloona F, Mullis KB, Horn GT, Erlich HA, Arnheim N (1985) Enzymatic amplification of beta-globin genomic sequences and restriction site analysis for diagnosis of sickle cell anemia. Science **230**: 1350-1354.

Saitoh S, Kubota T, Ohta T, Jinno Y, Niikawa N, Sugimoto T, Wagstaff J, Lalande M (1992) Familial Angelman syndrome caused by imprinted submicroscopic deletion encompassing GABAA receptor beta 3-subunit gene. Lancet **339**: 366-367.

Saitoh S, Harada N, Jinno Y, Hashimoto K, Imaizumi K, Kuroki Y, Fukushima Y, Sugimoto T, Renedo M, Wagstaff J, et al (1994) Molecular and clinical study of 61 Angelman syndrome patients Am J Med Genet **52**: 158-163.

Saitoh S, Buiting K, Rogan PK, Buxton JL, Driscoll DJ, Arnemann J, König R, Malcom S, Horsthemke B, Nicholls RD (1996) Minimal definition of the imprinting center and fixation of a chromosome 15q11-q13 epigenotype by imprinting mutations. Proc Natl Acad Sci USA **93**: 7811-7815.

Saitoh S, Buiting K, Cassidy SB, Conroy JM, Drsicoll DJ, Gabriel J, Gillessen-Kaesbach G, Glenn CC, Greenswag LR, Horsthemke B, Kondo I, Kuwajima K, Niikawa N, Rogan PK, Schwartz S, Seip J, Williams CA, Nicholls RD (1997) Clinical spectrum and molecular diagnosis of Angelman and Prader-Willi syndrome patients with an imprinting mutation. Am J Med Genet **68**: 195-206.

Sambrook J, Fritsch EF, Maniatis T (1989) Molecular cloning. A Laboratory Manual. 2nd Edition. Cold Spring Harbor Laboratory Press, Cold Spring Harbor, New York.

Scheffner M, Nuber U, Huibregtse JM (1995) Protein ubiquitination involving an E1-E2-E3 enzyme ubiquitin thioester cascade. Nature **373**: 81-83.

Schinzel AA, Brecevic L, Bernasconi F, Binkert F, Berthet F, Wuilloud A, Robinson WP (1994) Intrachromosomal triplication of 15q11-q13. J Med Genet **31**: 798-803.

Schmidt EE (1996) Transcriptional promiscuity in testes. Current Biology **6**: 768-769.

Schuffenhauer S, Buchholz T, Stengel-Rutkowski S, Buiting K, Schmidt H, Meitinger T (1996) A familial deletion in the Prader-Willi syndrome region including the imprinting control region. Human Mutation **8**: 288-292.

Shapiro MB und Senapathy P (1987) RNA splice junctions of different classes of eukaryotes: sequence statistics and functional implications in gene expression. Nucl Acids Res **15**: 7155-7174.

Shemer R, Birger Y, Riggs Adm, Razin A (1997) Structure of the imprinted mouse *Snrpn* gene and establishment of its parental-specific methylation pattern. Proc Natl Acad Sci USA **94**: 10267-10272.

Siegfried Z, Eden S, Mendelsohn M, Feng X, Tsuberi B-Z, Cedar H (1999) DNA methylation represses transcription in vivo. Nature Genet **22**: 203-206.

Slatter RE, Elliott M, Welham K, Carrera M, Schofield PN, Barton DE, Maher ER (1994) Mosaic uniparental disomy in Beckwith-Wiedemann syndrome. J Med Genet **31**: 749-753.

Solter D (1987) Inertia of the embryonic genome in mammals. Trends Genet **3**: 23-27.

Solter D (1988) Differential imprinting and expression of maternal and paternal genomes. Ann Rev Genet **22**: 127-146.

Solter D und Wei G (1997) Ends *Xist*, but where are the beginnings? Genes & Development **11**: 153-155.

Southern EM (1975) Detection of specific sequences among DNA fragments separated by gel electrophoresis. J Mol Biol **98**: 503-517.

Spence JE, Perciaccante RG, Greig GM, Willard HF, Ledbetter DH, Hejtmancik JF, Pollack MS, O'Brien WE, Beaudet AL (1988) Uniparental disomy as a mechanism for human genetic disease. Am J Hum Genet **42**: 217-226.

Surani MAH, Barton SC, Norris ML (1984) Development of reconstituted mouse eggs suggests imprinting of the genome during gametogenesis. Nature **308**: 548-550.

Surani A (1998) Imprinting and the initiation of gene silencing in the germ line. Cell **93**: 309-312.

Surani MAH und Barton SC (1983) Development of gynogenetic eggs in the mouse: implications for parthenogenetic embryos. Science **222**: 1034-1036.

Sutcliffe JS, Nakao M, Christian S, Orstavik KH, Tommerup N, Ledbetter DH, Beaudet AL (1994) Deletions of a differentially methylated CpG island at the *SNRPN* gene define a putative imprinting control region. Nature Genet **8**: 52-58.

Sutcliffe JS, Jiang Y, Galjaard R-J, Matsuura T, Fang P, Kubota T, Christian SL, Bressler J, Cattanach B, Ledbetter DH, Beaudet AL (1997) The E6-AP ubiquitin-protein ligase (*UBE3A*) gene is localized within a narrowed Angelman syndrome critical region. Genome Res **7**: 368-377.

Tada M, Tada T, Lefebvre L, Barton SC, Surani MA (1997) Embryonic germ cells induce epigenetic reprogramming of somatic nucleus in hybrid cells. EMBO J **16**: 6510-6520.

Tada T, Tada M, Hilton K, Barton SC, Sado T, Takagi N, Surani MA (1998) Epigenotype switching of imprintable loci in embryonic germ cells. Dev Genes Evol **207**: 551-561.

Takagi N und Sasaki M (1975) Preferential inactivation of the paternally derived X chromosome in the extraembryonic membranes of the mouse. Nature **256**: 640-642.

Tamura T, Makino Y, Mikoshiba K, Muramatsu M (1992) Demonstration of a testis-specific trans-acting factor Tet-1 in vitro that binds to the promoter of the mouse protamine 1 gene. J Biol Chem **267**: 4327-4332.

Tsai T-F, Armstrong D, Beaudet AL (1999a) Necdin-deficient mice do not show lethality or the obesity and infertility of Prader-Willi syndrome. Nature Genet **22**: 15-16.

Tsai T-F, Jiang Y, Bressler J, Armstrong D, Beaudet AL (1999b) Paternal deletion from Snrpn to Ube3a in the mouse causes hypotonia, growth retardation and partial lethality and provides evodence for a gene contributing to Prader-Willi syndrome. Hum Molec Genet **8**: 1357-1364.

Varmus HE (1982) Form and function of retroviral proviruses. Science **216**: 812-820.

Vogelstein B und Gillespie D (1979) Preparative and analytical purification of DNA from agarose. Proc Natl Acad Sci USA **76**: 615-619.

Vu TH und Hoffman AR (1997) Imprinting of the Angelman syndrome gene, UBE3A, is restricted to brain. Nature Genet **17**: 12-13.

Wade PA, Gegonne A, Jones PL, Ballestar E, Aubry F, Wolffe AP (1999) Mi-2 complex couples DNA methylation to chromatin remodelling and histone deacetylation. Nature Genet **23**: 62-66.

Wallace AM, Dass B, Ravnik SE, Tonk V, Jenkins NA, Gilbert DJ, Copeland NG, MacDonald CC (1999) Two distinct forms of the 64,000 M_r protein of the cleavage stimulation factor are expressed in mouse male germ cells. Proc Natl Acad Sci USA **96**: 6763-6768.

Wandstrat AE, Leana-Cox J, Jenkins L, Schwartz S (1998) Molecular cytogenetic evidence for a common breakpoint in the largest inverted duplications of chromosome 15. Am J Hum Genet **62**: 925-936.

Wang AM, Doyle MV, Mark DF (1989) Quantitation of mRNA by the polymerase chain reaction. Proc Natl Acad Sci USA **86**: 9717-9721.

Watrin F, Roëckel N, Lacroix L, Mignon C, Mattei M-G, Disteche C, Muscatelli F (1997) The mouse *Necdin* gene is expressed from the paternal allele only and lies in the 7C region of the mouse chromosome 7, a region of conserved synteny to the human Prader-Willi syndrome region. Eur J Hum Genet **5**: 324-332.

Weksberg R, Shen DR, Fei YL, Song QL, Squire J (1993) Disruption of a insulin-like growth factor 2 imprinting in Beckwith-Wiedemann syndrome. Nature Genet **5**: 143-150.

West JD, Frels WI, Chapman VM (1977) Preferential expression of the maternally derived X chromosome in the mouse yolk sac. Cell **12**: 873-882.

Wevrick R, Kerns JA, Francke U (1994) Identification of a novel paternally expressed gene in the Prader-Willi syndrome region. Hum Molec Genet **3**: 1877-1882.

Wevrick R und Francke U (1997) An imprinted mouse transcript homologous to the human imprinted in Prader-Willi syndrome (*IPW*) gene. Hum Molec Genet **6**: 325-332.

Wickens M (1990) How the messenger got its tail: Addition of poly(A) in the nucleus. Trends Biochem Sci **15**: 277-281.

Wiedemann HR (1983) Tumours and hemihypertrophy associated with Wiedemann-Beckwith syndrome. Eur J Pediatr **141**: 129.

Williams CA, Zori RT, Stone JW, Gray BA, Cantu ES, Ostrer H (1990) Maternal origin of 15q11-13 deletions in Angelman syndrome suggests a role for genomic imprinting. Am J Med Genet **35**: 350-353.

Williams CA, Angelman H, Clayton-Smith J, Driscoll DJ, Hendrickson JE, Knoll JHM, Magenis RE, Schinzel A, Wagstaff J, Whidden EM, Zori RT (1995) Angelman syndrome: a consensus for diagnostic criteria. Am J Med Genet **56**: 237-238.

Wingett D, Reeves R, Magnuson NS (1992) Characterization of the testes-specific pim-1 transcript in rat. Nucl Acids Res **20**: 3183-3189.

Yang T, Adamson TE, Resnick JL, Leff S, Wevrick R, Francke U, Jenkins NA, Copeland NG, Brannan CI (1998) A mouse model for Prader-Willi syndrome imprinting-centre mutations. Nature Genet **19**: 25-31.

Zambrowicz BP, Harendza CJ, Zimmermann JW, Brinster RL, Palmiter RD (1993) Analysis of the mouse protamine 1 promoter in transgenic mice. Proc Natl Acad Sci USA **90**: 5071-5075.

Zambrowicz BP und Palmiter RD (1994) Testis-specific and ubiquitous proteins bind to functionally important regions of the mouse protamine-1 promoter. Biol Reprod **50**: 65-72.

Zeschnigk M, Lich C, Buiting K, Doerfler W, Horsthemke B (1997) A single-tube PCR test for the diagnosis of Angelman and Prader-Willi syndrome based on allelic methylation differences at the *SNRPN* locus. Eur J Hum Genet **5**: 94-98.

Zhang LP Stroud JC, Walter CA, Adrian GS, McCarrey JR (1998a) A gene-specific promoter in transgenic mice directs testis-specific demethylation prior to transcriptional activation in vivo. Biol Reprod **59**: 284-292.

Zhang YL, Akmal KM, Tsuruta JK, Shang Q, Hirose T, Jetten AM, Kim KH, O'Brien DA (1998b) Expression of germ cell nuclear factor (GCNF/RTR) during spermatogenesis. Mol Reprod Dev **50**: 93-102.

DANKSAGUNG

Mein besonderer Dank gilt Herrn Prof. Dr. Bernhard Horsthemke für die Überlassung des Themas, für die außerordentliche wissenschaftliche Betreuung und eine unerschöpfliche Diskussionsbereitschaft und Unterstützung durch zahlreiche weiterführende Ratschläge zum Verlaufe meiner Arbeit. Außerdem möchte ich mich bedanken für die Möglichkeit der Teilnahme an einer Reihe von wissenschaftlichen Tagungen und nicht zuletzt für die zügige Durchsicht bei der Fertigstellung des Manuskripts.

Herrn Prof. Dr. Eberhard Passarge möchte ich danken für sein Interesse am Fortgang meiner Arbeit und für die jederzeit gewährte Unterstützung.

Frau Dr. Karin Buiting danke ich herzlich für die vielen Ratschläge und Antworten auf meine Fragen, die maßgeblich zum Gelingen der Arbeit beigetragen haben. Außerdem danke ich für die große Hilfsbereitschaft sowie für die besondere freundschaftliche Zusammenarbeit im Chromosom 15-Projekt und für zahlreiche interessante wissenschaftliche Diskussionen.

Frau Stephanie Groß danke ich herzlich für ihre Hilfe bei „unserem" Gen, sowie für zahlreiche Sequenzierungen der RT-PCR-Produkte. Frau Christina Lich danke ich für die DNA-Päparationen aus Patienten-Blut. Beiden möchte ich danken für zahlreiche Ratschläge bei der täglichen Laborarbeit und vor allem für die Anteilnahme an meiner Arbeit und für das gute und freundschaftliche Verhältnis im Labor und Projekt.

Herrn Dr. Olaf Schmidt danke ich neben der Labor-technischen Unterstützung für die Ratschläge zu organisatorischen Fragen zur Fertigstellung der Promotionsarbeit.

Herrn Dr. Hermann-Josef Lüdecke danke ich für die Hilfe in Computerfragen.

Meinem direkten Laborkollegen Dr. Michael Zeschnigk danke ich für die täglich gute Laune und für gute Ratschläge bei der Arbeit und anderen Fragen.

Martina Klutz, Dr. Dietmar Lohmann, Frank Tschentscher, Parastoo Momeni und Diane von Holtum danke ich für das Interesse an meiner Arbeit und die angenehme und freundliche Zusammenarbeit. Dies gilt auch für alle nicht genannten Mitarbeiter des Instituts für Humangenetik.

Frau Sabine Endele (Mainz) und Frau Dr. Vera Kalscheuer (Berlin) danke ich für die Bereitstellung von RNA.

Dr. Jürgen Neesen (Göttingen) danke ich für die Testisgewebeproben und für die Sperma-DNA sowie für die Anleitung bei der Präparation der DNA und RNA aus Gewebe und für eine ständige Diskussionsbereitschaft.

Frau Kum-Sun Shin danke ich für excellente und schnelle fotografische Arbeiten.

Persönlich danke ich meinen lieben Eltern für die immerwährende Unterstützung, Anteilnahme und die vielen Ratschläge. Meiner ganzen Familie danke ich für das Interesse am Verlauf meiner Arbeit. Herrn Tobias Schultes danke ich für seine vielfältige Unterstützung und meinen Freunden und Bekannten danke ich ebenfalls für ihr Interesse.

LEBENSLAUF **CLAUDIA FÄRBER**

09. Januar 1970	geboren in Celle
1976 - 1980	Besuch der Grundschule Klein-Hehlen in Celle
1980 - 1989	Besuch des Hermann-Billung-Gymnasium in Celle
Mai 1989	Erwerb der Allgemeinen Hochschulreife
1989 - 1990	Auslandsaufenthalt in Großbritannien, London (Au-pair)
1990 - 1995	Biologiestudium an der Georg-August-Universität Göttingen
1995 - 1996	Diplomarbeit am Institut für Humangenetik der Georg-August-Universität Göttingen bei Prof. Dr. Ingo Hansmann mit dem Thema: „Molekulare Charakterisierung und Klonierung einer mit dem Russell-Silver-Syndrom einhergehenden Bruchpunktregion".
Juli 1996 – Sept. 1996	Studentische Hilfskraft am Institut für Humangenetik der Universität GH Essen bei Prof. Dr. Bernhard Horsthemke
19. September 1996	Abschluß als Diplom-Biologin
Oktober 1996	Beginn der Promotion als wissenschaftliche Mitarbeiterin am Institut für Humangenetik der Universität GH Essen bei Prof. Dr. Bernhard Horsthemke

Erklärung:

Hiermit erkläre ich, gem. § 6 Abs. 2, Nr. 6 der Promotionsordnung der Fachbereiche 6 bis 9 zur Erlangung des Dr. rer. nat., daß ich das Arbeitsgebiet, dem das Thema „Analyse von Gensequenzen in der Prader-Willi/Angelman-Syndrom-Region" zuzuordnen ist, in Forschung und Lehre vertrete und den Antrag von Frau Claudia Färber befürworte.

Essen, den 14.10.1999

(Prof. Dr. Bernhard Horsthemke)

Erklärung:

Hiermit erkläre ich, gem. § 6 Abs. 2, Nr. 7 der Promotionsordnung der Fachbereiche 6 bis 9 zur Erlangung des Dr. rer. nat., daß ich die vorliegende Dissertation selbstständig verfaßt und mich keiner anderen als der angegebenen Hilfsmittel bedient habe.

Essen, den 14.10.1999

Claudia Färber

(Claudia Färber)

Erklärung:

Hiermit erkläre ich, gem. § 6 Abs. 2, Nr. 8 der Promotionsordnung der Fachbereiche 6 bis 9 zur Erlangung des Dr. rer. nat., daß ich keine anderen Promotionen bzw. Promotionsversuche in der Vergangenheit durchgeführt habe und daß diese Arbeit von keiner anderen Fakultät abgelehnt worden ist.

Essen, den 14.10.1999

Claudia Färber

(Claudia Färber)

Kolibri 360 GmbH
Ferdinand-Jühlke-Straße 7
99095 Erfurt, Deutschland
produktsicherheit@kolibri360.de